YOSHINORI NAGUMO
Ein leerer Magen macht gesund

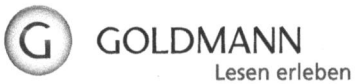
GOLDMANN
Lesen erleben

Buch

Hunger muss heute in unseren Breiten niemand mehr leiden, und das ist sicherlich ein Segen. Nur ist der menschliche Körper eigentlich nicht darauf eingerichtet, in einem Dauerzustand der Sättigung zu gedeihen. Denn unser Körper verfügt über das lebenswichtige Gen Sirtuin, das nur aktiviert wird, wenn wir einen leeren Magen haben. Der japanische Arzt Yoshinori Nagumo erklärt, dass »eine Mahlzeit am Tag« die optimale Lebensweise für den Menschen ist. Allein durch Umstellung auf eine Mahlzeit am Tag profitiert der Körper in vielerlei Hinsicht, kranke Körperteile werden regeneriert, gesundes Gewicht stellt sich ein, und die Haut wird verjüngt.

Autor

Yoshinori Nagumo wurde 1955 in eine Ärztefamilie geboren. Sein Vater, sein Großvater und sein Urgroßvater waren Mediziner. Er selbst studierte ebenfalls Medizin, arbeitete als Chefarzt in einer medizinischen Ambulanz für Brustchirurgie, bevor er schließlich seine eigene Praxis aufmachte. Inzwischen ist er Direktor der sechs Nagumo-Kliniken in Tokio, Nagoya, Osaka, Fukuoka, Tokushima und Sapporo, die sich auf Brust(krebs)operationen spezialisiert haben. 2012 wurde er zum Ehrenpräsidenten der International Anti-Aging Medical Society ernannt.

Yoshinori Nagumo

Ein leerer Magen macht gesund

Wie wir ein machtvolles Gen aktivieren

Aus dem Japanischen von
Wolfgang Höhn und Mariko Sakai

GOLDMANN

Die japanische Originalausgabe erschien 2012 unter dem Titel
»Kûfuku ga hito wo kenkô ni suru«
(»Ein leerer Magen macht den Menschen gesund«)
bei Sunmark Publishing Inc., Tokio.

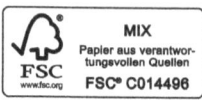

Verlagsgruppe Random House FSC® N001967

9. Auflage
Deutsche Erstausgabe, Februar 2014
© 2014 Wilhelm Goldmann Verlag, München,
in der Verlagsgruppe Random House GmbH,
Neumarkter Str. 28, 81673 München
© 2012 der Originalausgabe Yoshinori Nagumo
Umschlaggestaltung: Uno Werbeagentur
Umschlagmotiv: FinePic® München
Lektorat: Ingrid Lenz-Aktaş
WL · Herstellung: cb
Satz: EDV-Fotosatz Huber/Verlagsservice G. Pfeifer, Germering
Druck: GGP Media GmbH, Pößneck
Printed in Germany
ISBN 978-3-442-22049-6
www.goldmann-verlag.de

Besuchen Sie den Goldmann Verlag im Netz

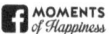 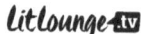 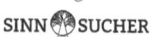

Inhaltsverzeichnis

Kapitel 5
Der inneren Stimme im Leben folgen

Das Gen, das bei leerem Magen aktiv wird

In den letzten Jahren hat man erkannt, dass ein leerer Magen eine wichtige Funktion für den Menschen erfüllt.

»Was, ein leerer Magen soll gut für den Körper sein? Das ist doch Blödsinn ...«

»Für die Gesundheit ist es eigentlich doch schlecht, wenn der Magen leer ist«, so werden da fast alle Leute denken.

Jedoch kann ich sowohl als Arzt als auch aus eigener Erfahrung eine klare Antwort auf diese Frage geben: Zu glauben, man könne gesund werden, indem man ordentlich Nahrung zu sich nimmt, ist eine überholte Vorstellung. Im Gegenteil lässt sich sogar behaupten, dass es auf zellulärer Ebene eine Fülle positiver Wirkungen auf den Körper hat und verjüngend wirkt, wenn wir einen leeren knurrenden Magen haben.

Zu meiner jetzigen Lebensweise mit einer Mahlzeit am Tag bin ich vor ungefähr zehn Jahren mit Mitte vierzig gekommen. Dazu gab es einen bestimmten Anlass. Tatsächlich habe ich in meinen Dreißigern eine Zeit mit großer Todesangst erlebt.

Weil mein Vater damals noch als Arzt in seiner eigenen Praxis tätig war, konnte ich es mir leisten, mich an der Universität der Erforschung und Behandlung von Brustkrebs zu widmen und im Vergleich zu heute ein ziemlich unbeschwertes Leben zu genießen. Als ich jedoch 35 war, erlitt mein damals 62-jähriger Vater einen Schlaganfall. Sein Leben konnte zwar mit knapper Not gerettet werden, aber anschließend war es ihm nicht mehr möglich, als Arzt zu arbeiten, und so musste er in den Ruhestand gehen. Für mich bedeutete das, meine akademischen Studien abzubrechen, nach Hause zurückzukehren und die Praxis meines Vaters zu übernehmen.

Im Unterschied zum sorglosen Forscherleben an der Hochschule war ich nun gezwungen, Personal zu beschäftigen und mir die Klagen von Patienten anzuhören; und plötzlich waren meine Tage voller Stress. Dieser Stress brachte es unweigerlich mit sich, dass ich schließlich im Übermaß zu trinken und zu essen anfing und so zusehends zunahm. Mein Gewicht stieg zuletzt auf 77 Kilo und lag damit um 15 Kilo über meinem heutigen Gewicht. Das war das Ergebnis übermäßiger Kalorienzufuhr.

Es führte zu großen Problemen, denn ich litt von früher her unter hartem Stuhlgang. Wenn ich auf der Toilette stark drücken musste, kam es bei mir zu unregelmäßigem Puls. Nun werden Sie sich vielleicht fragen, wie Stuhlgang und Herzrhythmusstörungen zusammenhängen, aber tatsächlich besteht da ein enger Zusammenhang. Wenn man bei Verstopfung stark drückt, steigt Blut in den Kopf. Daraufhin tritt der

Drucksensor der Halsschlagader in Funktion und bremst den Herzschlag, um den Blutdruck zu senken. Das wird in der Medizin als »Valsalva-Reflex« bezeichnet. So kam es, dass bei mir häufig Herzrhythmusstörungen auftraten. Wenn es besonders schlimm war, wollten die Herzrhythmusstörungen den ganzen Tag nicht mehr aufhören.

Außerdem führte das manchmal dazu, dass ich Brustschmerzen bekam, der Blutdruck sank und ich deshalb auf der Toilette beinahe das Bewusstsein verlor. Wenn sich die Durchblutung des Herzens durch solche Störungen verschlechtert, können dadurch Thrombosen, also Verklumpungen des Blutes, auftreten. Im Gehirn kann es zu Hirnthrombose, in der Lunge zu Lungenembolie kommen, und das kann im schlimmsten Fall dazu führen, dass man auf der Toilette das Leben verliert, ohne dass es von jemandem bemerkt wird. Deshalb hatte ich jeden Tag wirklich Angst davor, auf die Toilette zu gehen.

Diese Probleme veranlassten mich, in meiner Verzweiflung verschiedene Gesundheitsmethoden auszuprobieren. Unter anderem ging ich eine Zeitlang eifrig ins Fitnessstudio, besuchte das Schwimmbad und trainierte an verschiedenen Sportgeräten. Ich dachte nämlich, durch Sport könne man abnehmen. Es mag wie Ironie klingen, aber durch Sport nahmen im Gegenteil mein Appetit und damit auch mein Gewicht ständig zu. Auch Diäten waren mir lästig, das Kalorienzählen gab ich ebenfalls schnell wieder auf; kurz gesagt, ich kam nicht weiter.

Doch als ich mitten in dieser Zeit des »Trial and Error« meine Ernährung von Fleisch hauptsächlich auf Fisch umstellte, besserte sich der hartnäckige Stuhlgang im Nu. Trotzdem verspürte ich manchmal noch Lust auf Fleisch. Doch nachdem ich wieder Fleisch gegessen hatte, meldete sich der hartnäckige Stuhlgang am nächsten Morgen zurück. Weil ich mich dann aber auf der Toilette zwangsläufig an die früheren Qualen erinnerte, bekam ich es wieder mit der Angst zu tun, und ich hörte von da an auf, noch einmal Fleisch zu essen.

So seltsam es auch klingen mag, wenn ein Raucher eine Zeitlang mit dem Rauchen aufgehört hat, reagiert er äußerst empfindlich auf Tabakgeruch. Fleischesser machen ähnliche Erfahrungen: Wenn sie eine Weile auf Fleisch verzichtet haben, haben sie das Gefühl, auf Holzpapier zu kauen, selbst wenn sie ein Spitzensteak verspeisen, und spucken das Fleisch schließlich aus.

Nebenbei bemerkt verschwindet Körpergeruch, wenn man aufhört, Fleisch zu essen. Fleischliebhaber und Menschen mit metabolischem Syndrom haben einen erhöhten Fettanteil in der Haut. Wenn dieses Hautfett oxidiert und es so zu Lipidperoxidation kommt, entsteht ein besonderer Geruch, der sogenannte »Onkelgeruch«, der auf das ungesättigte Aldehyd 2-Nonenal zurückgeführt wird. Dieser verschwand bei mir nahezu vollständig.

Als ich zusätzlich zu meiner Ernährungsumstellung auf »eine Suppe, ein Gericht« (pro Mahlzeit) die Nahrungsmenge reduzierte, sank mein Gewicht exakt auf den idealen Wert, und auch mein Befinden besserte sich rasch. Mag eine solche Mahlzeit noch so frugal, also bescheiden, erscheinen, auch unter dem Aspekt des Nährwerts merkte ich deutlich, wie mein Körper durch die Zufuhr der darin enthaltenen »perfekten Nährstoffe« belebt wurde.

Allerdings war es zunächst schwierig, mich auf »eine Suppe, ein Gericht« einzustellen. Oft kam es vor, dass ich morgens und mittags keinen Appetit hatte, dann aber am Abend in Gesellschaft essen sollte. Auch wenn eine Gewohnheit noch so gut sein mag, kann es schiefgehen, wenn man die Sache übertreibt. Nachdem ich alles Mögliche ausprobiert hatte, kam ich zu dem Ergebnis, dass »eine Mahlzeit am Tag« ausreicht. In den über zehn Jahren seither blieb mein Gesundheitszustand optimal und mein Gewicht konstant bei 62 Kilo. Vor allem verjüngte sich meine Haut, und beim gründlichen Gesundheits-Check-up zeigte sich, dass das biologische Alter meiner Blutgefäße dem eines 26-Jährigen entsprach.

In meinem Inneren hegte ich aber immer noch Zweifel, ob eine Mahlzeit am Tag wirklich gut für die Gesundheit ist und ob es in Ordnung ist, das auch anderen Menschen zu empfehlen. Diese Zweifel schwanden erst, als man in jüngster Zeit die »Gene des langen Lebens« entdeckte. Dabei wurde in sämtlichen Tierversuchen bewiesen, dass sich die Lebensdauer um 50 Prozent verlängerte, wenn man die Nahrungszufuhr um 40 Prozent reduzierte. Ferner zeigte sich, dass die Tiere, die weniger Futter bekamen, eine lebhaftere Mimik, ein schöneres Fell und ein jüngeres Aussehen hatten.

Jugendlichkeit und Schönheit sind ein Ausdruck innerer Gesundheit. Wenn die inneren Organe vital, aktiv und gut durchblutet sind, bekommt man eine strahlende Haut und eine schlanke Taille. Wenn man dagegen innerlich nicht gesund ist, zeigt sich auch keine wahre äußere Schönheit, auch wenn man noch so teure Kosmetika benutzt oder sich vom Schönheitschirurgen behandeln lässt.

Die »äußere Erscheinung« ist ein ganz leicht erkennbarer Indikator für den Gesundheitszustand. Auch wenn man sich selbst für gesund hält, so bedeutet das im Allgemeinen lediglich: »Ich habe noch keine ernste Krankheit« oder: »Die Untersuchungsergebnisse sind normal«. Nur wenige dürften sich einer guten Figur oder einer schönen Haut rühmen können.

Wenn die äußere Erscheinung alt wirkt, hat der Betreffende zu viel Depotfett (Organfett) und gehört zum Heer der Kandidaten für das metabolische Syndrom. Mit anderen Worten, wahre Gesundheit lässt sich nicht erreichen und auch wahre Jugendlichkeit wird sich nicht einstellen, wenn man dem metabolischen Syndrom nicht richtig vorbeugt. Die Haut jugendlich und schön, die Taille schlank: Das ist das Ziel, das wir mit einem Leben mit »einer Mahlzeit am Tag« erreichen wollen.

Nach der Entdeckung des Langlebigkeitsgens begann ich, mich ernsthaft mit »einer Mahlzeit am Tag« zu befassen. Die Zahl meiner Vorträge, Fernsehauftritte und Veröffentlichungen zum Thema Anti-Aging stieg, und ich wurde sogar zum Ehrenvorsitzenden der Internationalen Ärztegesellschaft für Anti-Aging gewählt.

Dieses Buch ist das erste über das Thema »Eine Mahlzeit am Tag«. In ihm werde ich genau erklären, warum »eine Mahlzeit am Tag« eine für die Gesundheit notwendige Methode ist, und Ihnen zeigen, wie man in der Praxis mit einer Mahlzeit am Tag leben kann. Außerdem werde ich erläutern, wie der Körper und vor allem seine äußere Erscheinung sich durch »eine Mahlzeit am Tag« verändern werden. Weil ich davon ausgehe, dass dieses Buch Ihr bisheriges Allgemeinwissen über Gesundheit nach und nach über den Haufen werfen dürfte, empfehle ich Ihnen, es mit Vergnügen bis zum Ende zu lesen.

KAPITEL 1

Warum es gesund ist, nicht zu essen

»Gene der Lebenskraft« als Schlüssel
zum Überleben der Menschheit

Drei Mahlzeiten am Tag zu essen ist für uns normal. Der größte Teil der Menschen, die heutzutage in Japan leben, dürfte daran keinen Zweifel hegen. Wenn man aber die lange Zeit von 170 000 Jahren betrachtet, die seit dem Erscheinen unserer ersten Vorfahren auf der Erde vergangen sind, ist es erst wenige Jahrzehnte her, seit die Menschen sich mit drei Mahlzeiten am Tag satt essen können. Wie lang man diesen Zeitraum auch kalkulieren mag, so kommt man doch auf keine hundert Jahre, und folglich betrifft dies lediglich die jüngste Vergangenheit.

In Japan gilt das für die Zeit nach dem rasanten Wirtschaftswachstum, als das Land aus den Trümmern des Zweiten Weltkriegs wiederauferstand. Zumindest für die Vorkriegs- und Kriegszeit und auch die vorhergehenden Jahrzehnte ist nicht davon auszugehen, dass die einfachen Leute sich satt essen konnten. Denn eben weil es in Wirklichkeit völlig normal war, sich nicht jeden Tag drei Mal satt essen zu können, entstand unter anderem wohl die Mär, dass »eine ausreichende Nahrungszufuhr der geheime Schlüssel zu guter Gesundheit« sei.

Erst mit dem Beginn des Reisanbaus wurde der Mensch in die Lage versetzt, zu geregelten Zeiten Nahrung zu sich zu nehmen. Weil sich diese Entwicklung in China auf etwa 2000 vor Christus datieren lässt, betrifft das einen Zeitraum von ungefähr 4000 Jahren. Denn in den vorhergehenden 166 000 Jahren der Menschheitsgeschichte, dem Zeitalter der Jäger und Sammler, hat es oft tagelang nichts zu essen gegeben, wenn man keine Beute gemacht hatte.

Aber auch nach der Einführung des Reisanbaus kam es wegen Naturkatastrophen und Klimaschwankungen überall auf der Erde immer wieder zu Hungersnöten. So kann man ohne Übertreibung sagen, dass die Geschichte der Menschheit vom ständigen Kampf gegen den Hunger geprägt war.

Der Hunger dauert bis heute an, denn bis auf einen kleinen Teil der Weltbevölkerung in Japan, Nordamerika und Europa ist die Mehrzahl der Länder auf der Erde bis heute von Hungerkrisen betroffen. Auf der »Welthungerkarte« des World Food Programme (WFP) kann man erkennen, dass die dunkelgrauen Regionen in Asien, Afrika und Lateinamerika unter Hunger zu leiden haben (s. Abb. 1). Die verschiedenen Graustufen zeigen an, wie viel Prozent der Bevölkerung davon betroffen sind.

Als Hunger bezeichnet man offiziell einen »Zustand, bei dem die notwendige Kalorienzahl, die für die Bewahrung des Mindestkörpergewichts und die Ausübung leichter Tätigkeiten unter Berücksichtigung der Körpergröße gilt, nicht zugeführt werden kann«. Es gibt aber zahlreiche Menschen, denen wegen Naturkatastrophen oder sich lang hinziehender Konflikte sowie extremer Armut nicht einmal ein Minimum an Nahrungsmitteln zur Verfügung steht.

Betrachtet man jedoch die Hungerkarte etwas genauer, so fällt auf, dass vor allem in den Ländern, die unter Hunger leiden, die Geburtenrate hoch ist.

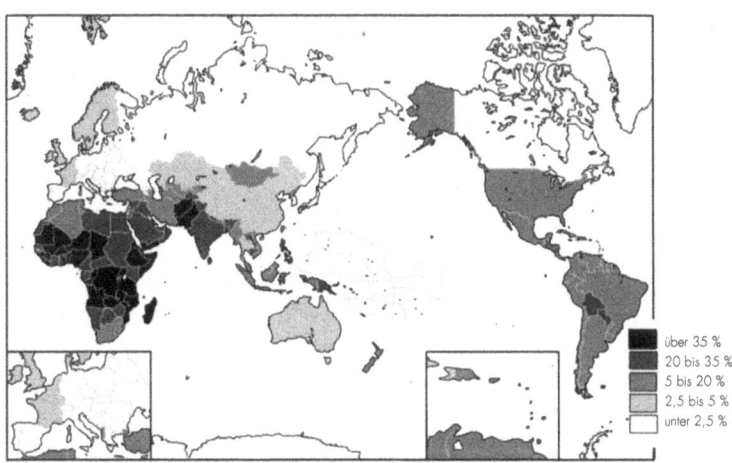

Abb. 1 Welthungerkarte

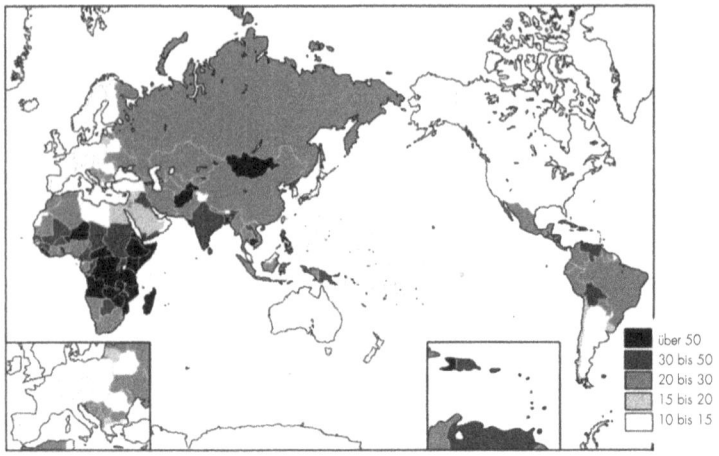

Abb. 2 Zahl der Lebendgeborenen pro Jahr
bezogen auf 1000 Einwohner

Weil in den entwickelteren Ländern, die im Zustand der Sättigung auf den ersten Blick anscheinend so glücklich sind, die
Geburtenrate extrem niedrig ist, nimmt die Bevölkerung dort
kontinuierlich ab. Bei Tieren würde man in einem solchen
Fall von einer »gefährdeten Art« sprechen. Wenn diese Entwicklung so weitergeht, kann man sich ausrechnen, dass in
mehreren Tausend Jahren nur die Bevölkerung in den Hun-
gergebieten übrig bleiben wird.

Wie erklären sich nun solche Unterschiede in der Lebenskraft? Während der langen Geschichte der Menschheit kam es
durch wiederholte Krisen wie Naturkatastrophen, Ausbrei-

22

tung von Infektionskrankheiten und Kriegen zu Hungersnöten. Sie alle glauben doch zu wissen, dass der Peking-Mensch der Vorfahr der Chinesen, der Java-Mensch der Vorfahr der Asiaten, der Neandertaler der Vorfahr der Europäer ist. Das ist aber falsch. Allen, die davon überzeugt sind, dass »die Menschheit nicht untergeht«, muss ich leider mitteilen, dass bisher schon viele »Menschheiten« untergegangen und von der Erdoberfläche verschwunden sind.

Die ursprünglichen Vorfahren der gegenwärtigen weißen, farbigen und asiatischen Rassen wurden vor 170000 Jahren am Fuß des Kilimandscharo geboren, als Nachkommen einer einzigen Frau, der man den Namen »mitochondriale Eva« gegeben hat.

Während in den Hungerländern, die mit dem Problem der Bevölkerungsexplosion zu kämpfen haben, die Bevölkerung in beängstigendem Tempo wächst, gelingt es den Industrienationen trotz ihrer wissenschaftlichen und technologischen Spitzenstellung nicht, das Sinken der Geburtenrate zu bremsen.

Bei oberflächlicher Betrachtung scheint das ein Rassenproblem zu sein, und gerade wir Japaner sind wohl ein Volk mit extrem niedriger Schwangerschaftsrate. Aber nein, zur Zeit unserer Großeltern, das heißt bis zum Zweiten Weltkrieg, war es ganz normal, dass ein Paar vier oder fünf Kinder hatte. Mit anderen Worten, als Nachkommen jener Menschen, die lebensbedrohende Menschheitskrisen irgendwie überstanden und überlebt haben, besitzen auch wir Menschen der Gegenwart jene Lebenskraft, die uns erfüllt und stärkt, wenn wir unter Hunger, Kälte oder Infektionskrankheiten zu leiden haben. Die Quelle jener Lebenskraft sind die »Gene der Lebenskraft«, die wir uns im Kampf gegen die Krisen der Menschheit erworben haben.

Bei den »Genen der Lebenskraft« handelt es sich um eine ganze Gruppe von Genen. Unser Körper ist mit zahllosen verschiedenen Genen ausgestattet: Dazu gehören das »Hungergen«, das den Hunger besiegt; das »Gen der Lebensverlängerung«, das bei Hunger das Überleben sichert; das »Fortpflanzungsgen«, das dafür sorgt, dass die Geburtenrate in Hungerzeiten steigt; das »Immunitätsgen«, das Infektionskrankheiten besiegt; das »Anti-Krebs-Gen«, das den Krebs bekämpft; das »Reparaturgen«, das den Alterungsprozess bremst und Krankheiten heilt, und andere mehr.

Dabei sollte man sich klarmachen, dass die Gene der Lebenskraft nur bei Hunger und Kälte funktionieren. Wenn wir uns hingegen überessen, bewirken diese Gene letztlich, dass der Körper altert, die Vitalität nachlässt und die Immunkraft den eigenen Körper angreift.

Um Ihnen allen ein besseres Leben zu ermöglichen, möchte ich im Folgenden die »Gene der Lebenskraft« erläutern.

Warum Sie zunehmen, wenn Sie Wasser trinken

Viele Leute, die an Diäten scheitern, sagen als Ausrede zum Scherz: »Ich bin eben so veranlagt, dass ich zunehme, auch wenn ich bloß Wasser trinke.« Abgesehen davon, ob man zunimmt oder nicht, wenn man Wasser trinkt, trifft dieser Satz in gewissem Sinne auf eine besondere Eigenschaft des Menschen zu. Um die Zeiten des Hungers, die den größten Teil der Menschheitsgeschichte ausmachten, zu überstehen, haben unsere Vorfahren ein Gen erworben, das es uns ermöglicht, aus wenig Nahrung möglichst viel Nährwert zu ziehen. Es handelt sich um eines der »Gene der Lebenskraft« und wird als »Hungergen« bezeichnet.

Wenn unsere Vorfahren einmal etwas zu essen hatten, wussten sie nicht, wann sie das nächste Mal wieder etwas bekämen. Damit unter diesen Umständen auch eine geringe Menge an Nahrung nutzbar wurde, erwarb der Organismus die Fähigkeit, diese sofort in Form von Fett zu speichern. Aus diesem Grund ist unser Körper so angelegt, dass er auch bei geringer Nahrungsaufnahme zunehmen kann. Andernfalls hätten unsere Vorfahren ihren Kampf gegen den Hunger wohl kaum überstanden. Daher ist die Eigenschaft, auch bei geringer Nahrungszufuhr zuzunehmen, ein Resultat der menschlichen Evolution. Das »Hungergen«, das für die effektive Umwandlung von Nahrung in Fett und dessen Speicherung sorgt, verkörpert diese Funktion und wird deshalb auch als »Sparsamkeitsgen« bezeichnet.

Unter den Vielfressern (»food fighters«), die man bei Fress-wettbewerben im japanischen Fernsehen bestaunen kann, gibt es manchmal Menschen von schlankem Typus, die nicht zu-nehmen, auch wenn sie noch so viel Nahrung verschlingen. Bei ihnen dürfte es sich um seltene Fälle von Menschen han-deln, denen das »Hungergen« fehlt. Sollte sich tatsächlich eine Hungersnot ereignen, dann müssten diese Menschen zugrun-de gehen.

Die Tatsache, dass normalerweise nur die aufgenommene Nahrung zu Depotfett verarbeitet werden kann, entspricht den Gesetzen der Natur. Aus diesem Grund hat die Menschheit die 170 000 Jahre ihrer Geschichte überlebt.

Sirtuin, das Gen der Zellregeneration

Das »Hungergen« ist sozusagen ein »Energiesparen«, denn es sorgt dafür, dass aus wenig Nahrung möglichst viel Energie gewonnen und gespeichert werden kann. Neben diesem Gen gibt es noch ein weiteres wichtiges Gen mit der Funktion, das Leben der Menschheit zu bewahren. Dabei handelt es sich um das »Gen der Langlebigkeit«, mit seiner korrekten Bezeich-nung Sirtuin, das in jüngster Zeit große Beachtung findet. Da es im Fernsehen und anderen Medien zum Thema wurde, gibt es sicher viele Leute, die diesen Begriff schon einmal gehört haben. Anfänglich wurde in diesem Zusammenhang die Hypo-these geäußert, ob unser Körper nicht umso mehr Lebenskraft entwickeln und sich umso mehr verjüngen würde, je leerer der Magen wäre.

Wie bisher auch an der buddhistischen Fastenpraxis und dem Fasten im islamischen Ramadan zu sehen ist, hat die Erfahrung gezeigt, dass man umso länger lebt, je weniger man isst, statt sich den Bauch vollzuschlagen. Tatsächlich hat man in Tierversuchen die Futtermengen variiert und die Veränderungen der Lebensdauer beobachtet. Dabei zeigte sich bei allen Tieren, wie Rhesusaffen, Ratten, Meerschweinchen und anderen, dass die lebensverlängernde Wirkung am größten ist, wenn man die Futtermenge um 40 Prozent verringert. Die Lebensdauer verlängert sich dabei um das 1,4- bis 1,6-Fache. Außerdem hat man dabei festgestellt: Den Affen, die sich vollessen konnten, fielen die Haare aus, ihre Gesichtshaut wurde schlaff, und die Alterung schritt schneller voran, während sich bei den Affen mit reduzierter Futtermenge ein glänzendes Fell und eine straffe Haut zeigten.

Die Ergebnisse dieser Experimente lassen den Schluss zu, dass bestimmte Gene aktiviert werden, um das Leben so gut wie möglich zu bewahren, wenn ein Lebewesen Hunger leidet. Von dieser Hypothese ausgehend, forschte man weiter und entdeckte schließlich das Gen *Sirtuin*. Weitere Studien führten zu der Erkenntnis, dass dieses Gen bei leerem Magen sämtliche Gene in den 50 bis 60 Billionen Zellen des menschlichen Körpers scannt und die beschädigten Gene repariert. Es hat sich gezeigt, dass dieses Gen nicht nur an der Verlängerung des Lebens, sondern gleichzeitig auch an der Verhinderung

von Alterung und Krankheit beteiligt ist. Durch die Entdeckung dieses Gens ist es uns möglich geworden, das Leben zu
verlängern, und daher ist es unter den »Genen der Lebenskraft«, die das Leben der Menschheit verlängert haben, an erster Stelle zu nennen.

Während meiner Forschungen, die ursprünglich dem Gen
Sirtuin, dann aber auch allen später entdeckten Genen der
Lebenskraft galten, bin ich zu der festen Überzeugung gelangt,
dass wir durch Aktivierung dieser Gene ein langes Leben und
gute Gesundheit genießen können und dass diese Gene nur
bei Hunger aktiv werden. Das ist die Grundlage für das Thema
dieses Buches: die Gesundheitsmethode mit »einer Mahlzeit
am Tag«. Auch die Tatsache, dass man in Japan seit alter Zeit
mit dem Spruch »das Geheimnis der Gesundheit – Magen
80 Prozent« vor einem vollen Bauch warnt, belegt, dass man
sich stets um eine Lebensweise bemühte, bei der diese Gene
ihre volle Wirkung entfalten können.

Überernährung macht krank

In manchen Ländern gilt Wohlbeleibtheit als Zeichen von
Glück und Wohlstand. Sogar in Japan hat das frühere Wohl-
fahrtsministerium bis lange nach dem Krieg eine Art nationa-
len Wettbewerb für das gesündeste Kind durchgeführt und
dabei dicke Kinder ausgezeichnet. In jüngerer Zeit wurde das
wieder abgeschafft, und zwar mit der Begründung, dass da-

durch Übergewicht bei Kindern gefördert würde. Aber wie sich daraus ablesen lässt, gab es in der Vergangenheit eine Zeit, in der Leibesfülle eine Art von Statussymbol darstellte.

Andererseits wurde in Japan das Thema »Gourmet« seit der Zeit des beginnenden Wirtschaftswunders im Fernsehen und in Zeitschriften immer populärer, und das hatte unter anderem zur Folge, dass sich ganz Japan den Bauch vollschlagen wollte. So ließ man dem Appetit, einem tierischen Trieb, freien Lauf.

Um das Gedeihen ihres Nachwuchses zu sichern, besitzen Tiere zwei Triebe: den Futtertrieb und den Fortpflanzungstrieb. Wenn ein Männchen und ein Weibchen sich begegnen, paaren sie sich sogleich. Aber würden Sie gleich über eine attraktive Person des anderen Geschlechts herfallen, wenn sie an Ihnen vorbeispazierte? In der menschlichen Gesellschaft wäre das ein strafbares Vergehen. In der tierischen Gesellschaft stürzt sich ein Löwe mit vollem Magen nicht auf einen Hasen, der vor seinen Augen vorbeihoppelt. Dagegen isst ein Mensch, der kurz zuvor gerade erst sein Frühstück eingenommen hat, in der Mittagspause schon wieder zu Mittag. Damit dürfte er in seinem Verhalten unter der Moral von Tieren stehen.

Wenn man sich fragt, ob es wirklich gesund ist, sich Tag für Tag drei Mal satt zu essen, so kann man darauf eindeutig mit NEIN antworten. Bekommt man nicht genügend Nährstoffe, wird man natürlich krank, aber die Gene der Lebenskraft in unserem Körper sind darauf programmiert, Krankheiten vorzubeugen und zu heilen. Aber weil es fast kein Gen der Lebenskraft gibt, das bei überfülltem Magen funktioniert, wird die Zahl derjenigen, die durch Überernährung und eine falsche Ernährungsweise erkranken, nicht abnehmen.

Bekanntlich hat jede der vier großen Zivilisationskrankheiten unserer Zeit – Krebs, Herzkrankheiten, Schlaganfall, Diabetes – ihre Ursache in der Ernährungsweise, in Übergewicht durch Überernährung oder unausgewogenen Essgewohnheiten. Um eine Lebensqualität zu bewahren, die sich unabhängig vom Lebensalter durch jugendliche Gesundheit und Vitalität auszeichnet, ist es unbedingt notwendig, seine Ernährungsweise zu ändern und vor allem Überernährung zu vermeiden.

Gewöhnlich ist es, unabhängig vom Geschlecht, das Ziel von Diäten abzunehmen, aber mit dem von mir propagierten Ziel von »einer Mahlzeit am Tag« ist es möglich, eine Superfigur mit Wespentaille und eine glatte Haut zu bekommen und zu bewahren. Um Ihnen zu erklären, warum ich immer wieder vom »guten Aussehen« rede, so liegt der Grund darin, dass es kein besseres Barometer für gute Gesundheit gibt als die Jugendlichkeit und Schönheit des äußeren Anblicks.

Bei Erscheinen der ersten Ausgabe dieses Buches bin ich jetzt 56. Wenn ich nach meinem wahren Alter gefragt werde, kommen alle ins Staunen, denn ich werde häufig 15 bis 20 Jahre jünger geschätzt. Während der letzten zehn Jahre blieben meine Körpergröße mit 1,73 m und mein Gewicht mit 62 Kilo konstant. Tatsächlich war ich vor meinen Vierzigern mit 77 Kilo um ganze 15 Kilo schwerer als heute, mit einer Figur, die mich zum Kandidaten für das metabolische Syndrom machte.

Warum es jemand wie ich schaffte, in seinen mittleren Jahren ohne Rückfall um 15 Kilo abzunehmen und außerdem seine Jugendlichkeit und Gesundheit zu bewahren, möchte ich Ihnen nun der Reihe nach erklären.

Der Körper des modernen Menschen kann sich nicht an einen vollen Magen anpassen

Wie bereits erwähnt, haben sich unsere Vorfahren während der langen Epoche der Evolution, in der sie überaus harten Umweltbedingungen mit Hunger und Kälte ausgesetzt waren, die als »Überlebensgene« bezeichneten »Gene der Lebenskraft« erworben. Unser Körper verfügt somit über die Fähigkeit, sich an Hunger und Kälte anzupassen, denn er ist jederzeit optimal für die Anpassung an seine Umwelt ausgestattet.

Diese Anpassungsfähigkeit der Menschheit, die optimale Anpassung an die Umwelt, entfaltet unter solchen Bedingungen ihre größte Kraft. Die »Gene der Lebenskraft« werden dementsprechend umso stärker aktiviert, je mehr der Mensch unter Hunger und Kälte zu leiden hat.

In einer Hungersituation bedeutet das also, dass Menschen mit dem »Sparsamkeitsgen«, das sie dazu befähigt, mit geringem Energieverbrauch zu überleben, Vorteile haben. Bekanntlich verfügen fast alle modernen Menschen über diese Art von Genen. Allerdings hat die Anpassungsfähigkeit der Gene den Nachteil, dass sie sich nicht mehr anpassen können, wenn sie einmal auf bestimmte Bedingungen eingestellt wurden. Um sich an veränderte Umweltbedingungen anzupassen, müssen die Gene erst wieder einen Zehntausende von Jahren dauernden Evolutionsprozess durchlaufen. Mit anderen Worten, wir haben die Fähigkeit erworben, uns bestens an Hunger anpassen zu können, aber mit einem plötzlichen Zustand von Übersättigung kann unser Stoffwechsel nicht umgehen, und die Lebenskraft wirkt dann im Gegenteil sogar in schädlicher Weise.

Unser Körper ist gegen Hunger gut gerüstet, aber nicht geschaffen für Überernährung. Erinnern Sie sich noch einmal daran, dass die 170 000 Jahre lange Geschichte der Menschheit vom Kampf gegen Hunger und Kälte geprägt war, während die Zeit, seit der wir uns satt essen können, nicht einmal hundert Jahre umfasst. Wir führen ein Leben, bei dem wir kalorienreiche Nahrung, welche die Normen für den täglichen Energiebedarf übersteigt, zu uns nehmen und uns bei jeder Mahlzeit den Bauch vollschlagen. Weil wir Menschen nicht für ein Leben im Überfluss geschaffen sind, sehen wir uns heute plötzlich mit erheblichen genetischen Veränderungen konfrontiert.

Es ist klar, dass man schnell dick wird, wenn man zu viel isst. Und was geschieht mit den Menschen, wenn sie ständig ungebremst essen und zunehmen? Heutzutage gibt es nicht wenige, die ein Körpergewicht von über hundert Kilo auf die Waage bringen. Im Fernsehen haben Sie sicher schon Leute gesehen, die mit einem Gewicht von 200 bis 300 Kilo so schwer sind, dass sie nicht mehr allein aufstehen können. Wenn alle Menschen eine solche Figur hätten, wäre die Menschheit schon längst ausgestorben.

In diesem Zusammenhang spielt die Volkskrankheit Zucker eine besondere Rolle. Heute übersteigt die Zahl der Diabetesfälle die der Krebs- und Herz-Kreislauf-Erkrankungen. Nach dem Zweiten Weltkrieg träumten alle Japaner von einem Land, in dem man sich satt essen konnte. Da klingt es doch schon ziemlich ironisch, wenn wir davon ausgehen müssen, dass heutzutage im Gegensatz dazu Überernährung als Auslöser von Diabetes wesentlich dazu beiträgt, dass unsere Gesundheit Schaden nimmt.

Diabetes als »Beweis« für die Evolution der Menschheit!?

An dieser Stelle wollen wir versuchen, uns ein konkreteres Bild von unseren Vorfahren zu machen. So können wir zum Beispiel davon ausgehen, dass bei den Menschen im Japan der Jômon-Zeit, der Epoche der »Schnurkeramik« von 10 000 bis 300 v. Chr., die Sehkraft und der Geruchssinn wesentlich besser entwickelt waren als beim modernen Menschen. Sogar heute sind unter Menschen, die in der afrikanischen Savanne leben, Leute mit einer Sehstärke von 2,0 bis 3,0 nicht besonders selten anzutreffen. Denn wer dort nicht alles mitbekommt, kann in einer Umgebung, in der Angriffe von wilden

Tieren drohen, mit schlechter Sehkraft nicht überleben. Gutes Sehen ist überlebensnotwendig, um sich bei Gefahr auf der Stelle vor äußeren Feinden in Sicherheit zu bringen.

Mögen die Augen ursprünglich auch noch so gut gewesen sein, wenn man allerdings den ganzen Tag vor dem Computer sitzend arbeitet, wird jeder schnell kurzsichtig. Viele dürften Kurzsichtigkeit für eine Krankheit halten, aber in Wirklichkeit ist das eine Form der Anpassung an die Umwelt. Wenn man einer neuen Umgebung, in der man seine Aufmerksamkeit auf die Dinge in nächster Nähe richten muss, ausgesetzt ist, wird man kurzsichtig, um die Dinge in Reichweite besser sehen zu können. Wenn es dagegen von Kindesbeinen an in der afrikanischen Savanne lebt, wird auch ein japanisches Kind weitsichtig. Unser Körper ist so eingerichtet, dass er sich auf diese Weise an die Umgebung anpasst. Das hat nichts damit zu tun, ob die Bewertung der Sehkraft als gut oder schlecht zutreffend ist, sondern kann eher als Ergebnis eines Anpassungsprozesses bezeichnet werden.

Dasselbe gilt auch für die Volkskrankheit Diabetes, die als Anpassungsreaktion des Menschen betrachtet werden kann, um im neuen Zeitalter der Überernährung zu überleben. Ich möchte nun konkreter erklären, in welchem Maße Diabetes ein Zeichen für die Evolution der Menschheit ist: Ursprünglich waren wilde Tiere gezwungen, sich selbst ihr Futter zu beschaffen, um in ihrer natürlichen Umwelt überleben zu können. Aus diesem Grund entwickelten sich ihre Sinnesorgane wie Augen, Nase und Ohren. Dies sind alles Organe, die dem

Auffinden der Beute dienen, also »Beuteorgane«. Auch Arme und Beine sind Beuteorgane mit dem Zweck, Beutetiere zu verfolgen und zu fangen.

Andererseits ist es in der modernen Gesellschaft weder für den Menschen noch für seine Haus- und Nutztiere notwendig, sich selbst Nahrung zu beschaffen, denn Futter bekommen diese Tiere vom Menschen. Wenn man sich nun fragt, wie sich Tiere entwickeln, die gefüttert werden, ohne ihre Beute jagen zu müssen, so stellt man fest, dass sich alle ihre Beuteorgane zurückbilden. So können zum Beispiel Hühner nicht mehr fliegen und Hausschweine nicht mehr so schnell rennen wie Wildschweine, und zwar deshalb, weil die Funktionen des Organismus rapide nachlassen, wenn sie nicht mehr benötigt werden.

Damit dürfte klar sein, warum beim Menschen der Jômon-Zeit der Seh-, Hör- und Geruchssinn wesentlich besser entwickelt war als beim modernen Menschen. Bei unseren Vorfahren dürften Geruchssinn und Gehör ursprünglich ebenso fein gewesen sein wie bei Hunden. Aber im Vergleich zur Vorzeit haben beide heute deutlich nachgelassen.

Diabetes ist eine Krankheit, bei der sich sämtliche Beuteorgane zurückentwickeln. Die Augen, das Sinnesorgan zum Auffinden von Nahrung, bilden sich zurück und werden letztlich blind. Das nennt man diabetogene Netzhauterkrankung. Weil auch die Notwendigkeit, die Beute selbst zu erjagen, entfällt und daher die Beine schwächer werden, beginnt man von den Extremitäten her zu verwesen. Das bezeichnet man in der Medizin als Diabetesgangrän.

Es ist ein Naturgesetz, dass überflüssig gewordene Organe sich rasch zurückbilden. In ferner Zeit, als die Menschheit noch im Urwald lebte, hatte auch der Mensch einen Schwanz, mit dem er sich bei seinem Leben im Wald an Äste hängen konnte. Seit der Zeit, als dies im Lauf der Evolution nicht mehr notwendig war, verkümmerte der Schwanz, und heute blieb an der Stelle unseres Steißbeins nur ein kleiner Rest davon zurück. In der Eiszeit war für den Menschen Körperbehaarung notwendig, um bei Kälte überleben zu können. Aber nachdem der Mensch gelernt hatte, Tierfelle zu tragen und den Körper mit Kleidung zu bedecken, verschwand seine Behaarung ziemlich bald. Für eine Menschheit, die nichts mehr zu jagen und zu sammeln braucht, werden sowohl Arme und Beine als auch Sinnesorgane ziemlich überflüssig und verkümmern. In gewissem Sinne könnte man das als Anpassung an den plötzlichen Wandel der Lebensbedingungen vom Hunger zur Überernährung bezeichnen.

Der wahre Grund für Gewichtsverlust bei Diabetes

In diesem Zusammenhang gibt es noch einen weiteren beängstigenden Aspekt: Wenn man im Zeitalter der Überernährung ständig weiterisst, kann der Stoffwechsel die aufgenommene Nahrung nicht mehr jedes Mal vollständig in Fett umwandeln. Wäre es dann nicht eher von Vorteil, wenn der Körper sich so entwickelte, dass er nicht zunimmt, auch wenn man noch so viel isst?

Die Antwort auf diese Frage lautet, dass durch Diabetes unser Stoffwechsel sich so verändert, dass der Körper nicht zunimmt, so viel wir auch essen. Diese Entwicklung erfolgte durch Anpassung an die neuen Lebensbedingungen der Überernährung. Sollte das Zeitalter der Überernährung noch Jahrtausende andauern, werden die Gene mutieren und sich ein neuer Körper entwickeln: ein Lebewesen, bei Geburt ohne Augen, ohne Arme und Beine, nur mit einem mampfenden Maul, ein Wesen, das nicht dick wird, so viel man ihm auch zu fressen gibt – ein Wesen, das auch in einem Science-Fiction-Film über unsere nahe Zukunft auftauchen und mit einer gewissen Wahrscheinlichkeit zur zukünftigen Gestalt des Menschen werden könnte.

Doch nein, denn bevor es dazu kommt, wird der »überernährte Mensch« von der Erde verschwinden und der »Mensch mit leerem Magen« sich die Erde zu eigen machen. Und zwar deshalb, weil die Geburtenraten, wie bereits erwähnt, in den Hungerregionen höher sind, während sie in den Regionen mit Überernährung niedrig bleiben. Außerdem ist bekannt, dass Diabetes bei Männern zu Erektionsstörungen und bei Frauen zu einer erhöhten Wahrscheinlichkeit von Unfruchtbarkeit führt.

Wir Menschen des 21. Jahrhunderts sollten unsere Augen nicht von den Gefahren abwenden, mit denen wir tatsächlich direkt konfrontiert sind. Die Menschheit, die lebensbedrohende Situationen wie Hunger und Kälte ohne Ende, Epidemien und Naturkatastrophen durchlebt hat, stand schon viele Male kurz vor dem Untergang. Aber die Überlebenden haben neue Anpassungsfähigkeiten erworben und sich weiterentwickelt.

Im Allgemeinen hält man die Evolution für einen Prozess, bei dem sich die Körperorgane in irgendeine wunderbare Richtung verändern. Aber in ihrer ursprünglichen Bedeutung wird die Veränderung zu einem an die Umwelt adaptierten Zustand wie bei Diabetes oder Kurzsichtigkeit als Anpassung und, wenn das zusammen mit einer Genmutation erfolgt, als Evolution bezeichnet.

Da die meisten Menschen solche Veränderungen als Krankheit begreifen, lehnen sie diese ab und beklagen ihr Schicksal, wenn sie krank werden. Aber die wahre Ursache sind all die Lebensgewohnheiten, denen wir selbst ewig lange gefolgt sind.

Es ist mein Wunsch, dass Sie sich dies einprägen und diese Chance unbedingt nutzen, um Ihr eigenes Leben zu überdenken.

Aktivierung der Gehirnzellen bei Gefahr

Angeblich verlieren wir täglich Zehntausende von Gehirnzellen. Sollte das ständig in einem solchen Tempo geschehen, stellen wir uns besorgt die Frage, ob unsere Gehirnzellen nicht über kurz oder lang ganz verschwinden. In Wirklichkeit gibt es jedoch im ganzen Gehirn 100 bis 200 Milliarden Gehirnzellen, von denen wir tatsächlich bloß drei Prozent nutzen. Auch wenn wir annehmen, dass im Laufe unseres Daseins jeden Tag Zehntausende von Gehirnzellen zerstört werden, sind das bezogen auf das gesamte Gehirn nicht mehr als ein paar Prozent.

Wenn aber die Gehirnzellen mit größerer Geschwindigkeit als beim normalen Zerfallsvorgang zerstört würden, käme es bestimmt zu Demenz. Allerdings ist der menschliche Körper wirklich wunderbar konstruiert. Im sogenannten Hippocampus, einem Teil des Gehirns, existieren Stammzellen, aus denen Nervenzellen gebildet werden können, wie die Forschung in jüngster Zeit herausgefunden hat.

Betreibt man allerdings ständig Raubbau an der eigenen Gesundheit, vermehren sich die Gehirnzellen nicht mehr. Fragt man hingegen danach, unter welchen Bedingungen sich Gehirnzellen vermehren, so lautet die erstaunliche Antwort: bei Hunger und Kälte! Das kann ebenfalls als Beweis dafür gelten, dass die Menschheit gerade in bedrohlichen Situationen wie Hunger und Kälte ihre Lebenskräfte aktiviert. Über diese im Menschen verborgenen, grenzenlosen Kräfte kann man wirklich nur staunen.

An dieser Stelle möchte ich die Funktion des Hippocampus kurz erklären: Einfach gesagt hat er die Aufgabe, die Gedächtnisinhalte im Gehirn zu sortieren. Wie ich später genauer erklären werde, werden die neuesten Gedächtnisinhalte während der »goldenen Zeit des Schlafes« von 22 Uhr abends bis 2 Uhr nachts im Hippocampus sortiert.

Im Traum werden tatsächliche Erfahrungen in zufälliger Weise aneinandergereiht. Daher sind Träume zwar inkohärent und machen keinen Sinn, aber es kommt darin nichts vor, was gänzlich außerhalb der Erfahrung liegt. In seiner Traumanalyse bezeichnet Sigmund Freud den Traum als eine »Verbindung von unterdrückten Wünschen und unbewusstem Denken«. So wie zum Beispiel jemand, der nicht Französisch sprechen kann, keine Träume in französischer Sprache hat, wählt der Hippocampus im Schlaf aus dem Repertoire der eigenen, tatsächlichen Erfahrungen nur diejenigen Informationen aus, die notwendig sind und gespeichert werden sollten, während die nicht benötigten Inhalte rasch verworfen werden.

Allerdings brauchen Sie sich deshalb keine Sorgen zu machen. Auch wenn die im Hippocampus verworfenen Inhalte aus dem Bewusstsein verschwinden, werden sie in der Großhirnrinde ordentlich abgespeichert und können im Bedarfsfall wieder hervorgeholt werden. Das funktioniert ähnlich wie beim Computer, denn wenn man gelöschte Inhalte wiederherstellen möchte, kann man sie irgendwo im Hauptspeicher finden und aufrufen.

Der Körper des Menschen ist doch überall bestens ausgestattet!

Warum wir bei Kälte schlottern

Wie an früherer Stelle erwähnt, ist unser Organismus so angelegt, dass er auch bei relativ geringer Nahrungszufuhr Fett speichern kann. Bei Fett unterscheidet man Hautfett und Depotfett; Frauen gehören zum Hautfett-Typus und Männer zum Depotfett-Typus. Über Hautfett werden alle wohl gut Bescheid wissen, weil Depotfett aber ein schwer verständlicher Begriff sein könnte, möchte ich ihn an dieser Stelle kurz erläutern.

Im Grunde ist Hautfett für den Menschen eine Art »Fleischunterkleidung«. Ein Teil davon dient als Energiequelle, seine wichtigste Funktion besteht aber in Wärmeisolation, das heißt, die Körperwärme nicht nach außen entweichen zu lassen und eine konstante Körpertemperatur zu bewahren.

Bei Kälte schlottern wir am ganzen Körper. Dabei soll durch Muskelkontraktion der Zucker Glykogen in den Muskeln verbrannt und Wärme erzeugt werden. Doch genau wie bei Holzscheiten im Holzofen ist der Brennwert dieser Zuckerart schlecht, denn er beträgt für 1 g Glykogen nur 4 kcal. Weil dies außerdem einer Unterzuckerung entspricht, bekommt man dabei Hunger.

Versetzen Sie sich im Geist einmal zurück in die Eiszeit. In der Geschichte der Menschheit kam es oft vor, dass unsere Vorfahren gleichzeitig unter Hunger und Kälte zu leiden hatten. In einem solchen Zustand, in dem sie zu gleicher Zeit vor Kälte schlotterten und mit leerem Magen nichts zu essen hatten, schienen sie dem Untergang geweiht und hätten eigentlich nicht 170 000 Jahre überleben können.

Da gelang es Tieren, die Winterschlaf halten, und Säuglingen, einen Wärmelieferanten mit besserem Brennwert zu nutzen – das Depotfett. Dieses Fett hat einen ähnlich hohen Wirkungsgrad wie Heizöl oder Benzin: 1 g erzeugt bei der Verbrennung eine Wärme von 9 kcal. Das bedeutet, dass in Notlagen wie Hunger und Kälte Fett die beste Wirkung zeigt. Deshalb ist unser Organismus so eingerichtet, dass er Nahrung unverzüglich als Depotfett abspeichert, auch wenn wir eine noch so geringe Nahrungsmenge aufnehmen. Dass die Menschheit bei Hunger und Kälte trotzdem weiterexistierte, erklärt sich also damit, dass der Körper über einen Mechanismus verfügt, der ihn auch Zeiten ohne Nahrung aushalten lässt, nämlich der Funktion, im Körper Depotfett zu speichern. Dadurch konnte das Depotfett im Körper zügig verbrannt und die Körpertemperatur hoch gehalten werden.

Mehr Depotfett als notwendig speichern

Ich nehme an, Sie haben noch nie gesehen, dass ein Säugling vor Kälte zittert. Säuglinge zittern deshalb nicht, weil ihr Körper ein Klumpen von Depotfett ist. Ebenso sind diejenigen Tiere, die Winterschlaf halten, Klumpen von Depotfett. Sie erfrieren nicht, selbst wenn sie ohne Futter in einer Höhle schlafend überwintern.

Tiere, die Winterschlaf halten, fressen vor dem Winterschlaf eine Menge Baumfrüchte wie Eicheln. Eicheln sind stark kalorienhaltig, was sich daran erkennen lässt, dass sie unter anderem auch das Futter des iberischen Schweins darstellen. Wenn ein Tier reichlich Depotfett im Körper speichert, kann es in einer Schneehöhle den Winter überdauern, indem es sein Depotfett verbrennt und damit seine Körpertemperatur hoch hält. Das galt auch für unsere Vorfahren, die ständig den Risiken von Hunger und Kälte ausgesetzt waren. Um unter unerbittlich harten Umweltbedingungen zu überleben, stellte die Menge des im Körper gespeicherten Depotfetts den Schlüssel zum Überleben dar. Das bedeutete, je mehr Depotfett gespeichert war, desto vorteilhafter war das fürs Überleben.

Wir modernen Menschen ziehen hingegen bei Kälte warme Kleidung an und benutzen verschiedene Heizgeräte. Selbst im Winter sind bei uns Bedingungen, unter denen wir vor Kälte zittern, fast völlig verschwunden. Weil wir aber unserem Körper zu viel Nahrung zuführen und eine Menge Fett speichern, lässt sich feststellen, dass wir uns in einem Zustand befinden, in dem wir unabhängig von Hitze und Kälte das ganze Jahr über Depotfett verbrennen müssen.

Selbst mitten im Winter trifft man im Zug stark schwitzende Menschen an, die vom metabolischen Syndrom betroffen sind und gerade ihr Depotfett mit Hochdruck verbrennen. Wenn Frauen in den Wechseljahren plötzlich Wallungen bekommen und schwitzen, auch wenn es nicht heiß ist, bedeutet das, dass ihr Körper wie bei Männern reagiert und Depotfett verbrennt.

Warum verkürzt das metabolische Syndrom die Lebensdauer?

Auf diese Weise diente Depotfett ursprünglich der Vorbereitung auf zeitweiligen Hunger und Kälte und musste deshalb im Körper gespeichert werden. Dagegen muss im modernen Zeitalter der Überernährung das im Übermaß gespeicherte Depotfett 24 Stunden lang ständig verbrannt werden. Das ist ein Grund, warum Menschen mit einem Vorrat an überschüssigem Depotfett unabhängig von der Jahreszeit häufig schwitzen. Aber das ist dabei nicht das einzige Problem. Bei jeder Art von Verbrennung entsteht nämlich garantiert Ruß, und Depotfett bildet da keine Ausnahme. Dieser »Ruß« richtet tatsächlich in unserem Körper einen ziemlichen Schaden an.

Der bei der Verbrennung von Depotfett gebildete »Ruß« wird medizinisch als Zytokin bezeichnet. Zytokin ist eine Immunsubstanz, mit der alle primitiven Tiere ausgestattet sind. Wenn von außen Bakterien oder Giftstoffe in den Organismus eindringen, senden die Lymphozyten aggressive Substanzen aus, um sich diesen Feinden entgegenzustellen. Zytokin kann man also auch als Waffe, mit der sich der Körper von innen heraus gegen die von außen eindringenden Bösewichter wehrt, bezeichnen.

Der Schwachpunkt von Zytokin besteht allerdings darin, dass es zwischen dem eigenen Organismus und äußeren Feinden nicht unterscheiden kann. Deshalb kann es quasi dazu kommen, dass die Kugel, die beim Eindringen in den Körper auf den Feind abgeschossen wurde, schließlich auch den eigenen Körper trifft.

Bei der Verbrennung von Depotfett im Körper entsteht eine als Adipozytokin bezeichnete Form von »Ruß«, der die inneren Hautzellen unserer Blutgefäße erheblich verletzt. Die in den beschädigten Blutgefäßen gebildeten Ablagerungen führen zur Verhärtung der Blutgefäße und zu Arterienverkalkung. Von Adipozytokin gibt es zwei Arten: das gute (Adiponektin), das für die Elastizität der Blutgefäße sorgt, und das schlechte, das häufig zu Embolien (Blutverklumpungen) führt und die Verhärtung der Blutgefäße beschleunigt.

Im Normalzustand ist die Sekretion dieser beiden Substanzen gut ausgeglichen, doch wenn sich zu viel Depotfett ansammelt, lässt die Sekretion von gutem Adipozytokin nach, während schlechtes Adipozytokin im Übermaß freigesetzt wird. Auch die Tatsache, dass es bei Menschen mit dem Risiko von metabolischem Syndrom eher zur Verhärtung der Blutgefäße kommt und ein hoher Prozentsatz dieser Menschen von Herzkrankheiten oder Hirnschlag betroffen ist, lässt sich nur so erklären, dass das schlechte Adipozytokin, also der bei der Verbrennung von Depotfett entstehende »Ruß«, die Blutgefäße direkt beschädigt.

Tatsache ist, dass Depotfett, zu dessen Entwicklung es kam, um die Menschheit vor Hunger und Kälte zu bewahren, als

Resultat seiner Verbrennung unter den neuen Bedingungen der Übersättigung die Lebensdauer verkürzt. Man kann also durchaus behaupten, es sei ein großer Nachteil, dass die in vielen Jahrtausenden erworbene Optimierung der Gene sich dem plötzlichen Wandel der Lebensbedingungen nicht schnell genug anpassen kann.

Eine Mahlzeit am Tag als optimale Gesundheitsmethode

Bei Tieren, die Winterschlaf halten, gehören die Männchen zum Depotfett-Typus und die Weibchen zum Hautfett-Typus. Vielleicht werden Sie sich wundern, wie es sich erklärt, dass die Weibchen trotzdem einen Winterschlaf halten können. Das hängt damit zusammen, dass Weibchen zwar kein Depotfett haben, dafür aber über einen anderen Wärmelieferanten verfügen. Wer ist das?

In der Tat ist das der Nachwuchs. Ich habe Säuglinge bereits als einen Klumpen von Depotfett bezeichnet. Weil Weibchen im Winterschlaf garantiert trächtig sind, wird der Fötus zu ihrer Wärmequelle, und deshalb brauchen sie kein Depotfett zu speichern. Wenn sie während des Winterschlafs nicht trächtig wären, müssten sie erfrieren, aber das braucht uns nicht zu bekümmern, denn wenn Tiere sich paaren, kommt es durch diese Stimulation zum Eisprung und damit sicher zu einer Trächtigkeit. Man spricht vom postkoitalen Eisprung.

In der Natur ist es nämlich selten, dass sich Männchen und Weibchen begegnen. Wenn sie sich dann bei glücklichen Begegnungen im Eis der Arktis oder in den Wüsten der Sahara nicht paaren und befruchten, lässt sich schwer voraussehen, ob und wann sie sich wieder über den Weg laufen. Deshalb verfügen solche Tiere über einen Mechanismus, der dafür sorgt, dass es bei einer Paarung zur Trächtigkeit kommt.

Zum Beispiel kann es durchaus vorkommen, dass die einmalige Besamung eines Rennpferdes Zehntausende Euro kostet. Wenn man allein für die Besamung so viel Geld ausgibt und es nicht zur Befruchtung käme, würde man einen Riesenverlust machen. Aber man kann unbesorgt sein, denn die Funktion des postkoitalen Eisprungs stellt sicher, dass es nach dem Koitus zum Eisprung und zur Trächtigkeit kommt.

Lediglich Menschen und Pandas haben damit Probleme. Natürlich besitzt auch der Mensch diese Funktion. So kam es in Kriegszeiten häufig vor, dass ein Paar verheiratet wurde, am Abend vor dem Ausrücken Hochzeit feierte und die Frau in dieser einen Hochzeitsnacht schwanger wurde. Die Lebenskraft, welche die Tiere in existenzieller Gefahr besitzen, war wieder geweckt worden. Heutzutage sinkt die Geburtenrate in den entwickelten Ländern ungebremst weiter, während es in den Entwicklungsländern zu einer Bevölkerungsexplosion kommt. Es muss als Naturgesetz gelten, dass Tiere im Hungerzustand leicht trächtig werden, die Geburtenrate bei Überfütterung aber sinkt.

Ich bin etwas vom Thema abgekommen. Weil bei den Weibchen der Tiere, die Winterschlaf halten, der Fötus im

Mutterleib über den Winter die Körpertemperatur steigen lässt, haben sie es nicht nötig, Depotfett zu speichern. Weil sie außerdem im Bauch Platz für den Fötus zur Verfügung stellen müssen, gehören sie nicht zum Depotfett-Typus, sondern zum Hautfett-Typus.

In diesem Punkt gleichen sich Mensch und Tier, und weil Frauen im gebärfähigen Alter Platz für den Fötus bereithalten sollten, gehören auch sie zum Hautfett-Typus. Deshalb wird man von jungen Frauen niemals hören: »Ich leide unter dem metabolischen Syndrom.« Nach der Menopause verlieren die Frauen jedoch ihre Gebärfähigkeit. Dann wandelt sich ihr Körper vom Hautfett-Typus zum Depotfett-Typus, und durch die damit einhergehende Verbrennung von Depotfett kommt es zu Blutandrang im Kopf und zu Hitzewallungen. Bei Frauen kurz vor der Menopause heißt es, dass der etwas rundliche Typ länger lebt, aber nach der Menopause sollten sie sich wie die Männer darum bemühen, ihr Depotfett zu reduzieren.

Was kann man also praktisch tun, um Depotfett zu reduzieren? Hunger und Kälte sind dafür gut. Es heißt zwar, es sei schwer, unter so harten Bedingungen zu leben. Auf die Frage, ob es nicht entsprechende Lebensbedingungen für jeden von uns gibt, möchte ich vom Standpunkt des Arztes aus »eine Mahlzeit am Tag« als Gesundheitsmethode empfehlen. Indem man die Zahl der Mahlzeiten verringert, reduziert man auch die Nahrungsmenge. Die Reduzierung von Depotfett und ein leerer Magen aktivieren das Gen Sirtuin. Das ist die optimale

Gesundheitsmethode, um einen gesunden, jugendlichen Körper zu bekommen.

Natürlich ist es nicht notwendig, auf einmal nur noch eine Mahlzeit am Tag zu essen. Wer gewöhnlich drei Mahlzeiten am Tag zu sich nimmt, kann damit anfangen, nur noch zwei Mal am Tag zu essen. Es reicht aus, wenn man dann allmählich zu einer Mahlzeit am Tag übergeht.

In Kapitel 2 werde ich erklären, wie diese Methode praktisch funktioniert.

KAPITEL 2

Mit einer Mahlzeit am Tag leben

Eine einfache Methode,
um die Nahrungszufuhr zu reduzieren

Das Grundprinzip aller Diäten ist die Kontrolle der Nahrungszufuhr. Das ist der Sinn von Kalorientabellen und der Empfehlung, den täglichen Nahrungsbedarf auf Grundlage der
entsprechenden Umrechnungstabellen zu berechnen. Wie viele Kalorien hat eine Schale Reis, wie viele Kalorien hat eine *Aji*
(eine getrocknete Stachelmakrele) von mittlerer Größe, wie
viele Kalorien hat ein Teller gebratenes Gemüse …

Auch ich habe das zunächst so gemacht, als ich unter dem
metabolischen Syndrom zu leiden hatte, doch wenn ich meine
Reaktion kurz und bündig wiedergeben soll, dann sage ich:
»So einen Schwachsinn soll machen, wer will!« Mit Kalorienberechnung habe ich mich während meines Medizinstudiums
befasst, und als ich Arzt geworden war, habe ich Leuten mit
Diabetes oder Übergewicht auf dieser Grundlage Ernährungs-
empfehlungen gegeben.

Doch nachdem ich es am eigenen Leib ausprobiert habe, bereue ich nun von Herzen, dass ich meinen Patienten bis heute nur allzu oft einen so lästigen Unsinn aufgezwungen habe. Denn unser Essen, das wir mit den Augen genießen, dessen Geruch wir genießen, dessen Geschmack und Konsistenz wir auf der Zunge genießen sollten, verkommt durch die Kalorienberechnung zu bloßen Zahlen und wird dadurch unbeschreiblich eintönig.

Das ist mir so peinlich, dass ich meine, wer sich so etwas ausgedacht hat und es weiter propagiert, ist, mit Verlaub gesagt, nicht richtig im Kopf. Diesen Schwachsinn kann ich einfach nicht mehr akzeptieren.

Damals bin ich auf »eine Suppe, ein Gemüse« aufmerksam geworden. Von alters her herrschte in Japan die Gewohnheit, frugale, das heißt bescheidene, Mahlzeiten für ideal zu halten. Man kann sagen, dass das auch vom Standpunkt des Kalorienzählens aus betrachtet völlig vernünftig wäre. Denn die Kalorienaufnahme lässt sich mit der Zahl der Gerichte kontrollieren.

Auch wenn man die selben Sachen isst wie bisher, lässt sich die Kalorienzahl ganz einfach reduzieren, indem man kleinere Schalen und Teller benutzt. Es erübrigt sich auch, einen anderen Speiseplan aufzustellen als die Familie. Wenn die Nahrungsmenge auf dem Essgeschirr 80 Prozent der jetzigen Menge beträgt, dann kommt man, wie es in dem alten japanischen Spruch heißt, leicht auf »Magen 80 Prozent« und bei einer Menge von 60 Prozent auf »Magen 60 Prozent«. Diese Methode basiert auf einer Kost mit »einer Suppe und einem (Gemüse-)Gericht«.

Zuerst sollte man sich Kindergeschirr besorgen, Schalen für Reis und Misosuppe, wie sie zum Beispiel in den beliebten Anpanman-Manga zu sehen sind. Ob man nun weißen Reis, Naturreis, gebratenen Reis oder mit verschiedenen Zutaten gekochten und mit Sojasoße gewürzten Reis (jap. *Takikomigohan*) isst, spielt keine Rolle. Weil die Menge tatsächlich abgenommen hat, kann man essen, was einem schmeckt. Als Suppe geht normale Misosuppe, aber klare Suppe, gehaltvolle Misosuppe oder Gemüseeintopf sind auch recht.

Als Teller für die Beilagen nimmt man eine Untertasse. Als Hauptspeise ist alles recht, ob Fleisch- oder ob Fischgericht. Man darf den Teller auch ganz voll machen, aber es sollte nichts über den Rand stehen oder verschüttet werden. Allerdings gibt es keinen Nachschlag. Die Familie kann übrigens die gleichen Gerichte genießen. Mit diesem Geschirr nimmt man drei Mahlzeiten zu sich. Hat man sich eine in Japan *Bentô* genannte Lunchbox aus dem Laden besorgt, füllt man den Inhalt in sein Geschirr um und entsorgt den Rest. Wenn man den Essensplan mit einer Suppe und einem Gericht nach Vorschrift durchführt und es schafft, seinen Bauch nur zu 60 Prozent zu füllen, nehmen dicke Menschen garantiert ab. Umgekehrt können zu magere Menschen dabei zunehmen.

Gewöhnlich versteht man unter Diät nichts weiter als abnehmen. Die ursprüngliche Bedeutung von Diät war jedoch »korrekte Form der Ernährung(stherapie)«. Das eigentliche

Ziel von Diäten ist es, den Menschen auf das für ihn passende Gewicht zu bringen. Korrekte Diät bedeutet, dass dabei Übergewichtige abnehmen, Idealgewichtige ihr Gewicht halten und Überschlanke zunehmen können. Andererseits gibt es auch Menschen, die nicht zunehmen, auch wenn sie ordentlich futtern. Wenn diese Personen sich an eine feste Nahrungsmenge halten, werden sie bestimmt ihr Idealgewicht erreichen.

Problemlose Umstellung auf eine Mahlzeit am Tag

Nun können alle, die durch »eine Suppe, ein Gericht« gelernt haben, diese Ernährungsweise zu genießen, endlich zu »einer Mahlzeit am Tag« weitergehen. Bei dieser grundsätzlichen Umstellung ist es eine wichtige Frage, wann man diese Hauptmahlzeit zu sich nehmen sollte. Denn wenn man nur ein Mal am Tag isst, wird diese eine Mahlzeit umso wichtiger.

Zum Frühstück nichts zu essen ist in Ordnung, aber wenn man trotzdem etwas zu sich nehmen möchte, dann leichte Kost wie Wasser und Obst. Statt sich sozusagen wie ein Selbstmörder zu verhalten, indem man bis zur letzten Minute schläft, bevor man zur Arbeit gehen muss, gleich nach dem Aufstehen, ohne zu kauen, in Zeitnot sein Frühstück hinunterschlingt und bis zur Bahnstation rennt, ist es doch viel besser für die Gesundheit, gar nichts zu frühstücken und sich mit Wasser zu begnügen.

Wenn vom Vorabend noch Alkohol im Blut zurückgeblieben oder der Magen noch schwer ist, weil man zu viel gegessen hat, ist das umso wichtiger. Medizinisch gesehen ist es notwendig zu fasten, damit der Magen ruhen kann. Allein die Wasserzufuhr ist wichtig.

Wenn man mit einem Magengeschwür ins Krankenhaus kommt, erhält man tagelang nichts zu essen, sondern nur Tropfinjektionen. Alle glauben, dass Geschwüre durch die Injektionen geheilt würden, aber diese Injektionen bestehen nur aus Wasser. Denn durch das Fasten kann das Verdauungssystem ruhen, was die Selbstheilungskräfte des Körpers aktiviert.

Wenn man leichten Hunger verspürt, genügt es, ein oder zwei Kekse zu knabbern, die man in der Tasche oder in der Schreibtischschublade im Büro in Reserve hat. Kekse aus Zutaten wie Weizenmehl, Butter und Ei enthalten in etwa alle Nährstoffe und sind eine Art »komplettes Lebensmittel«. Vollkornprodukte sind wegen ihrer ausgewogenen Zusammensetzung sicher vorzuziehen. Ich bevorzuge übrigens schwach gesüßte Vollkornkekse mit Rosinen und Nüssen.

Die Tatsache, dass Säuglinge allein mit (Mutter-)Milch aufgezogen werden können, zeigt, dass Milch ein komplettes Lebensmittel ist. In Milch sind alle Nährstoffe wie Vitamine und Mineralstoffe enthalten. Dasselbe gilt auch für Eier, denn wenn ein einziges Ei ausgebrütet wird, entsteht daraus ein ganzer Vogel. Das beweist, dass das Ei sämtliche Nährstoffe enthält. Wenn man eine Kleinigkeit essen will, kann man folglich mit Nahrungsmitteln wie heißer Milch, gekochtem Ei oder schwach gesüßten Keksen alle Nährstoffe zuführen. Kuchen sollte man meiden. Auch bei kleinen Mengen wird das Hormon Insulin ausgeschüttet, nimmt das Depotfett zu, wird der Magen gleich wieder leer, und man bekommt bald wieder Hunger.

Will man zu Mittag essen, sollte man die Menge möglichst beschränken und nicht so viel essen, dass man schläfrig wird. Ist es Ihnen nicht schon passiert, dass Sie am Nachmittag mitten in einer Besprechung eingenickt sind und von Ihrem Vorgesetzten ermahnt wurden oder bei einem Verkaufsgespräch mit Kunden so schläfrig wurden, dass Sie sich nicht mehr konzentrieren konnten?

Oft sieht man Büroangestellte, die nach dem Mittagessen eine Zigarette paffen oder starken Kaffee trinken, um nicht schläfrig zu werden, aber für die Gesundheit gibt es nichts Schlimmeres. Tiere leben so, dass sie sich schlafen legen können, wenn ihr Bauch voll ist. Für Menschen, die nach dem Essen keinen Mittagsschlaf halten können, ist es besser, ganz auf das Mittagessen zu verzichten.

Wenn Sie etwas essen wollen, empfehle ich Ihnen Lebensmittel mit niedrigem glykämischem Index, die den Blutzuckerspiegel nicht plötzlich steigen lassen. Als Hauptnahrungsmittel sind Naturreis oder Vollkornbrot besser als weißer Reis oder Weißbrot, und Proteine sind besser als Zucker oder Stärke.

Ich selbst habe bis vor etwa 15 Jahren zu Mittag gegessen, denn ich hielt mich damals an den alten japanischen Spruch:

»Mit leerem Magen kann man nicht kämpfen.« Doch wenn ich mir mit Hilfe einer Bentô-Box den Bauch gefüllt hatte, musste ich in der Sprechstunde am Nachmittag immer mit dem Schlafteufel kämpfen. Während ich den Patienten zuhörte, wurde ich so schläfrig, dass ich mich so stark am eigenen Knie kniff, bis ich blaue Flecken bekam. Es kam auch zu gefährlicheren Situationen, als ich zum Beispiel bei einer Operation schläfrig wurde. So komisch es auch klingen mag, ich musste meinen Assistenten bitten, mir einen mit Alkohol getränkten Wattebausch auf den Nacken zu legen, und dann brachte ich die Operation irgendwie zu Ende. So etwas kann irgendwann zur Katastrophe führen.

Um dem leidigen Kampf mit dem Schlafteufel zu entgehen, habe ich die Portionen beim Mittagessen nach und nach reduziert, aber so sehr ich die Menge auch reduzierte, wurde ich nach jeder Mahlzeit trotzdem wieder schläfrig, selbst wenn ich beispielsweise mit einem *Onigiri* nur einen Reisball verzehrt hatte. Seitdem habe ich das Mittagessen ganz gestrichen. Falls ich etwas essen möchte, dann ein Stück Obst der Saison: so etwa im Sommer einen Pfirsich und im Herbst die Hälfte einer Birne oder eines Apfels.

Dabei esse ich Äpfel oder Birnen, Kaki oder Trauben mit der Schale — was in Japan unüblich ist —, denn die Schale der Früchte ist etwas Wunderbares. Wenn ich einen Pfirsich mit der Schale esse und mich die feinen Härchen stören, dann reibe ich die Schale kräftig mit einem Tuch ab, um sie zu entfernen. Die Schale von Obst hat die Funktion, Verletzungen zu heilen und die ganze Frucht vor Oxidation zu schützen. Wenn man Obstschalen isst, werden Verletzungen sowohl der Haut als auch der Schleimhaut im Verdauungstrakt geheilt und der Körper vor Alterung geschützt. Natürlich ist man dann auch weniger anfällig für Erkältungen. Wenn Sie während des Tages Hunger verspüren, können Sie Früchte oder Vollkornkekse essen. Dann verschwindet das Gefühl des leeren Magens, ohne dass man dabei schläfrig wird.

Auch Leute mit akuten Problemen des Verdauungssystems können ihr Idealgewicht und eine gute körperliche Verfassung erreichen, wenn sie sich 52 Tage lang (die Zellen des Körpers erneuern sich alle 52 Tage einmal) an eine Ernährungsweise mit einer Mahlzeit am Tag halten, dabei vollwertige Nahrungsmittel in ihrer Ganzheit (wie ich später erklären werde) essen sowie früh zu Bett gehen und früh aufstehen. Dazu werden sie noch mit einem jugendlichen Aussehen belohnt.

Der richtige Zeitpunkt für die eine Mahlzeit am Tag

Wenn man sich für eine Mahlzeit am Tag entscheidet, stellt sich die Frage, wann man diese eine Mahlzeit zu sich nehmen sollte. Meine Empfehlung ist, das mit dem Abendessen zum Abschluss des Tages zu tun. Von Menschen, die in einer Firma arbeiten, ist es nicht besonders realistisch zu erwarten, dass sie mit ihrer Essschale zur Arbeit gehen, und außerdem geht man am Abend auch manchmal aus. Für Personen, die ihre Mahlzeiten fast immer zu Hause zu sich nehmen und nicht auswärts essen, ist es in Ordnung, die Hauptmahlzeit des Tages auf den Mittag zu legen, wenn sie anschließend Zeit für einen Mittagsschlaf haben. Dauert der Mittagsschlaf allerdings länger als 30 Minuten, wird die innere Uhr gestört, und man wird noch schlapper als ohne. Da man sonst nachts nicht einschlafen kann, sollte die Mittagsruhe nicht länger als 15 Minuten dauern. Wer abends mit der Familie gemütlich zusammensitzen möchte, kann auch zwei Mahlzeiten am Tag essen, sich dabei aber auf »eine Suppe, ein Gemüse« pro Mahlzeit beschränken.

Für das Frühstück gilt dasselbe, denn nach einem üppigen Frühstück wird man natürlich schläfrig. Für Tage mit Prüfungen oder wichtigen Konferenzen, an denen der Kopf gefordert ist, möchte ich daher eher empfehlen, nichts zu essen. Umso mehr gilt das für Tage vor einer Prüfung, wenn man vor lauter Anspannung schlecht geschlafen hat. Wer dann zum Frühstück zu viel gegessen hat, wird während der Prüfung zwangsläufig schläfrig. Möchte man morgens etwas essen, ist es jedenfalls besser, das am frühen Morgen zu tun und sich mit leichter Kost wie Obst oder Saft zu begnügen.

Manche Leute empfehlen, einfach etwas Süßes zu essen. Ihre Begründung, dass das Gehirn nur mit Glukose arbeiten könne, ist aber allzu einfach. Der menschliche Körper ist nämlich so angelegt, dass nicht nur Zucker, sondern auch Fette, Proteine und Kohlenhydrate in Glukose umgewandelt werden und diese dann ins Gehirn gelangt. Weil der Blutzuckerspiegel steigt, auch wenn man nichts Süßes isst, besteht keine Notwendigkeit, zur Versorgung des Gehirns extra etwas Süßes zu verzehren. Manche Leute empfehlen auch, etwas Süßes zu essen, wenn der Kopf müde ist. Aber eigentlich ermüdet das Gehirn nicht.

Zum Wesen des Gehirns gehört es, von der Geburt bis zum Augenblick des Todes kein einziges Mal zu ruhen. Sollte es je dazu kommen, dass das Gehirn auch nur einen Moment aussetzt, würde das den plötzlichen Tod bedeuten, denn unser Gehirn steuert alles, sowohl den Herzschlag als auch die Atmung. Wenn das Gehirn während des Schlafes keine Signale mehr senden würde, käme Herzschlag oder Atmung zum Stillstand.

Manche Leute behaupten auch, dass das Gehirn ermüdet, wenn man allzu eifrig arbeitet oder lernt, aber das heißt lediglich, dass man Müdigkeit spürt, weil zum Beispiel die Augen oder die Nerven ermüdet sind. Unser Gehirn arbeitet vom Augenblick der Geburt an ohne eine einzige Unterbrechung 24 Stunden am Tag und 365 Tage im Jahr. Wenn wir nun fragen, wann unser Gehirn am besten arbeitet, so lautet die Antwort, dass es bei leerem Magen am aktivsten ist. Aus diesem Grund behaupte ich auch, dass es besser ist, nicht zu essen, wenn man den Kopf braucht oder eine wichtige Arbeit zu verrichten hat. Will man jedoch essen, dann nach Möglichkeit etwas, das den Blutzuckerspiegel nicht plötzlich ansteigen lässt.

In manchen Gegenden Südeuropas herrscht die Gewohnheit, Siesta zu halten; das heißt, nach dem Mittagessen bis etwa vier Uhr zu ruhen. Wer in einer Umgebung lebt, die einen Mittagsschlaf ermöglicht, kann auch zu Mittag essen oder etwas Alkoholisches trinken. Dagegen dürfte es in Japan keine Firma geben, die diese Sitte für ihre Beschäftigten übernehmen würde.

Um wieder auf die Frage zurückzukommen, wann man die Hauptmahlzeit des Tages zu sich nehmen sollte, so gilt für alle, die gewöhnlich in einem Büro arbeiten, dass diese Mahlzeit auf den Abend gelegt werden sollte. Weil es aber je nach Tätigkeit verschiedene Arbeitszeiten gibt, muss es nicht unbedingt das Abendessen sein. In diesem Punkt sollte sich jeder nach seinem Lebens- und Arbeitsrhythmus richten. Allerdings brauchen sich Menschen mit Tendenz zu niedrigem Blutzuckerspiegel wie heranwachsende Kinder oder Frauen vor der Menopause nicht auf eine Mahlzeit am Tag zu beschränken. Da ihnen ein leerer Magen Probleme bereiten könnte, ist es für sie notwendig, täglich zwei oder drei leichte Mahlzeiten mit einer Suppe und einem Gemüse einzunehmen.

Bei einer Mahlzeit am Tag alles essen

Bei einem Leben mit einer Mahlzeit am Tag knurrt natürlich der Magen, wenn es Essenszeit ist. Hier stellt sich die Frage, was wir essen sollen. Im Prinzip ist es in Ordnung zu essen, was man will und so viel man will. Vielleicht vermuten Sie nun, Sie bekämen bei leerem Magen Gelüste, alles Mögliche zu essen. Aber das ist nicht der Fall, wenn man mit einer Mahlzeit am Tag lebt. Sie denken sicher, es wäre schade, wenn Sie sich ausgerechnet bei der einzigen Mahlzeit des Tages mit einer Instant-Nudelsuppe oder einer fertigen Lunchbox begnügten. Unser Körper verlangt nämlich nach der Nahrung, die er wirklich braucht. Und das sind natürlich Lebensmittel, die für den Körper unbedingt erforderlich sind.

Ideal ist, so viel zu essen, dass der Magen zu 60 Prozent gefüllt wird (80 Prozent, wenn man am Vortag kaum Kalorien aufgenommen hat). Wenn man jedoch das Gefühl eines vollen Magens haben möchte, kann man in der Anfangszeit essen, so viel man möchte. Im Lauf der Zeit lässt dann unser Appetit allmählich nach.

Einer meiner Bekannten ist 1,80 Meter groß und wiegt 103 Kilo. Er hat zwar begonnen, sich auf eine Mahlzeit am Tag umzustellen, isst und trinkt aber abends in großen Mengen wie bisher. Trotzdem hat sich sein Gewicht irgendwie auf 82 Kilo reduziert. Denn bei einer Mahlzeit am Tag nimmt die tägliche Nahrungsmenge auf jeden Fall ab, auch wenn man sich nicht an den zu 60 Prozent gefüllten Magen hält. Das bedeutet, dass übergewichtige Personen dabei abnehmen. Außerdem nimmt die Nahrungszufuhr von selbst ab, wenn man schlanker wird. Da man Alkohol dann auch nicht mehr so gut verträgt, kann und will man nicht mehr so viel trinken wie bisher.

Wenn ich selbst gefragt werde, was ich essen möchte, so lautet die Antwort: Naturreis und Misosuppe mit reichlich Zutaten, (grünes) Gemüse, kurz gekocht, mit Sojasoße gewürzt, und, wenn vorhanden, einen Tag in der Sonne getrockneten Fisch, wenn nicht, dann *Nattô* (ein fermentiertes Sojabohnenprodukt, das »gesündeste« aller japanischen Lebensmittel, das vor allem zum traditionellen Frühstück gehört). Die Hauptsache ist für mich dabei Gemüse, und selbst wenn ich einen gehäuften Teller davon esse, nehme ich so doch nicht zu viele Kalorien zu mir. Gemüse zu essen bringt die Müdigkeit zum Verschwinden.

Manche Leute werden mein Menü vielleicht für frugal und armselig halten. Meiner Meinung nach ist dagegen jedoch gerade eine frugale Mahlzeit in der heutigen Welt das beste Festessen. Denken denn nicht alle, wenn von »Festessen« die Rede ist, an hochpreisige Leckerbissen wie Steak, Sushi oder *Sukiyaki* (am Tisch zubereitetes dünn geschnittenes Rinderfilet mit Gemüse und Sojasoße).

An dieser Stelle möchte ich erzählen, was ein chinesischer Meisterkoch einmal gesagt hat. In einer TV-Kochsendung hat der Moderator diesen Koch gefragt: »Warum schmeckt das zu Hause zubereitete chinesische Essen nicht so wie das im Restaurant?« Darauf erwiderte der chinesische Meisterkoch: »Viel Öl, viele Gewürze, kräftiger Geschmack!« Als ich das hörte, hat mich diese offenherzige Antwort wirklich überrascht. Ich begriff, dass genau dies das Geheimnis der Restaurantküche war, und deshalb war ich voller Bewunderung für diesen Koch.

Das Essen vom heimischen Herd ist etwas Alltägliches. Um an den Ausgaben für die Zutaten zu sparen und etwas für die

Gesundheit zu tun, würzt man nur schwach und verwendet sowohl Öl als auch Gewürz in Maßen. Allerdings schmeckt es dann vielleicht auch nicht so gut. Dagegen sind Restaurants Orte, in denen man etwas Nicht-Alltägliches genießen möchte. Natürlich benutzt man dort Premiumzutaten mit reichlich Öl und Gewürzen und sorgt für kräftigen Geschmack. Dabei geht es darum, den gewohnten Geschmack der alltäglichen Nahrung vergessen zu machen.

Was passiert aber, wenn man jeden Tag solche Leckerbissen vorgesetzt bekommt? Wenn ältere Damen zur Badekur fahren und im Luxushotel speisen, wird ihnen Languste oder *Matsuzaka Beef* (besonders teures und fetthaltiges Rindfleisch) serviert, und sie können gut gewürzte Köstlichkeiten genießen, die sie im alltäglichen Leben noch nie gegessen haben. Wenn man ihnen jedoch solch erlesene Speisen drei Tage hintereinander vorsetzt, werden sie sich garantiert nicht mehr so wohl fühlen.

Mit anderen Worten, ab und zu darf man auch über die Stränge schlagen, im Allgemeinen ist es aber besser für die Gesundheit, bei den Zutaten, der Nahrungsmenge und dem Würzen frugal zu bleiben. Nehmen Sie zum Beispiel eine Tomate: Im Restaurant wird diese eine kleine Tomate in dünne Scheiben geschnitten, reichlich mit Dressing übergossen und dann verzehrt. Zu Hause beißt man dagegen einfach in eine Tomate aus dem eigenen Garten, die man am Morgen gepflückt haben und die noch von Tau bedeckt sein könnte. Das nenne ich ein frugales Lebensmittel, das weder als Leckerbissen noch als richtiges Essen gelten kann. Sie werden wohl alle begriffen haben, was von beiden besser für die Gesundheit ist.

Lebensmittel mit dem Segen der Natur und Mahlzeiten, die den Körper in die richtige Schwingung versetzen, sind das Optimum für die Gesundheit. Bei einer Mahlzeit am Tag lege ich großen Wert auf solche Dinge, und weil ich die einmalige tägliche Mahlzeit so wichtig nehme, gebe ich mich nicht zufrieden mit Instant-Nudelsuppe oder Junkfood.

Den knurrenden Magen genießen

Ich selbst frühstücke so gut wie nie. Denn das noch nicht vollständig verdaute Essen vom Vorabend oder der im Blut zurückgebliebene Alkohol und die Verbrennung von Depotfett können das Frühstück ersetzen. Auch grünen Tee oder Wasser brauche ich nicht zu trinken. Dass morgens beim Aufstehen das Gesicht oft leicht geschwollen ist, hängt damit zusammen, dass sich das im Übermaß getrunkene Wasser im interstitiellen Raum zwischen den Zellen ansammelt. Wenn ich dann Durst habe, kaue ich ein Kaugummi. Dadurch wird die Speichelbildung angeregt, der Rachen befeuchtet, und die Schwellung geht zurück, bis ich zur Arbeit gehe. Mit geschwollenem Gesicht will ich meinen Patienten nicht begegnen, denn das würde meinem Image schaden.

Wenn ich am Vortag kaum etwas gegessen habe, mache ich mir natürlich ein Gemüsesandwich oder esse ein Stück ungeschältes Obst der Saison. An meinen Arbeitstagen komme ich um halb acht in meiner Klinik an. Dann arbeite ich konzentriert bis sechs Uhr abends, halte Sprechstunde, mache Operationen und leite Meetings. Weil ich in dieser Zeit voll beschäftigt bin, kommt es nicht dazu, dass ich Hunger spüre. Wie nicht anders zu erwarten, knurrt mir dann der Magen, wenn es Abend wird. Ein knurrender Magen ist das Signal für einen leeren Magen, doch das ist für mich noch kein Grund, mich schnell vollzuessen. Stattdessen ist es mir wichtig, die Zeit mit leerem Magen eine Weile zu genießen. Denn in dieser Zeit wird Sirtuin, das Gen des langen Lebens, aktiv.

Mit Hilfe dieses Gens wird der ganze Körper gescannt, und beschädigte Stellen werden repariert. Das sorgt für ein jugendlicheres und gesünderes Aussehen. Nachdem ich den leeren Magen eine Zeitlang genossen habe, kommt endlich das Abendessen auf den Tisch. Für mich ist das die einzige Mahlzeit des Tages. Was ich dabei essen möchte, genieße ich voll und ganz. Ich versuche deshalb aber nicht, mir das zurückzuholen, was mir an diesem Tag »entgangen« ist, indem ich mir den Bauch vollschlage. Denn weil im Hungerzustand das »Sparsamkeitsgen« aktiv wird und die Nährstoffverwertung sich deutlich verbessert, kann auch bei geringer Nahrungszufuhr Depotfett gebildet und die Gesundheit erhalten werden.

Wenn ich keinen Hunger verspüre, esse ich tagsüber nichts, und ich trinke auch nichts, wenn ich keinen Durst habe. Das heißt, dass ich auf die Stimme meines Körpers höre. Umgekehrt ist es natürlich in Ordnung, etwas zu trinken, wenn die

Kehle ausgetrocknet ist, und etwas zu essen, wenn der Magen laut knurrt.

Auf leeren Magen weder Tee noch Kaffee trinken

Haben Sie nicht schon einmal erlebt, dass Ihnen schlecht wurde, als Sie auf leeren Magen Tee oder Kaffee getrunken haben? Besonders grüner Tee gilt als gesundes Getränk, in Wirklichkeit ist es aber schlecht für die Gesundheit, Koffein aufzunehmen, wenn man Hunger hat. Koffein gehört zur Stoffgruppe der Alkaloide, also psychotropen Substanzen, die unter anderem auch in Nikotin, Kokain und Morphium enthalten sind und eine stimulierende Wirkung auf den Parasympathikus ausüben. Das bedeutet, dass koffeinhaltige Getränke wie Kaffee, grüner oder schwarzer Tee drogenähnliche Wirkungen wie Morphium haben. Dass es dann zu Übelkeit und Schwindel, starker Speichelbildung oder Durchfall kommen kann, wenn man starken Kaffee auf leeren Magen trinkt, ist auf die stimulierende Wirkung auf das parasympathische Nervensystem zurückzuführen.

Wenn Tiere in der freien Natur die Früchte des Kaffeebaumes oder die Blätter des Teestrauchs fräßen, würden diese Pflanzen eingehen. Deshalb entwickelten diese Pflanzen zu ihrem Schutz Giftstoffe, die unter anderem Übelkeit verursachen. Dazu gehört auch Koffein. Menschen trinken dieses Gift, um den Parasympathikus anzuregen, wenn sie sich mit vollem Magen schläfrig fühlen. Deshalb mag es in Ordnung sein, stark giftiges Koffein zu konsumieren, aber es ist eindeutig schlecht für die Gesundheit, das auf leeren Magen zu tun oder um die abendliche Schläfrigkeit zu überwinden.

Grüner Tee enthält außerdem Tannin. Die erste Silbe »tan« bedeutet »gerben«. Früher wurde Tannin nämlich zum Gerben von Leder benutzt, weil es die Eigenschaft besitzt, die harten Proteine in Tierhäuten zu denaturieren. Warum ist ein solcher Stoff, den man als Gift bezeichnen kann, im Tee enthalten? Tannin hat eine Schutzfunktion, die das Überleben der Teesträucher sichert. Auf Teesträuchern leben Raupen eines Falters aus der Schmetterlingsfamilie der Wickler, die munter die Blätter fressen. Auch die Zweige des Teestrauchs werden von diesen Schmetterlingslarven gefressen und welken. Deshalb hat sich im Teestrauch der Giftstoff Tannin entwickelt, der den Assimilationsprozess bei den Raupen stört. Andere Pflanzen außer dem Teestrauch, die Tannin enthalten, sind Banane und Kaki (Persimone). Beide enthalten erhebliche Anteile von Tannin, damit sie im unreifen grünen Zustand nicht von Insekten und Tieren gefressen werden. Wenn die Früchte reifen, nimmt dagegen ihr Tanningehalt deutlich ab, und sie färben sich kräftig gelb bzw. rot, verbreiten einen angenehmen Duft, entwickeln einen süßen Geschmack und fordern uns auf: »Bitte, esst mich und tragt die Kerne überallhin.« So gut ist die Welt der Natur eingerichtet!

Dass der Magen leichter wird und das Völlegefühl nachlässt, wenn man nach dem Essen grünen Tee trinkt, ist darauf zurückzuführen, dass es durch die Wirkung von Tannin zu einer Denaturierung der Darmschleimhaut und so zu Störungen bei der Assimilation kommt. Aus demselben Grund wird man nicht betrunken, wenn man nach Alkoholgenuss Kaki isst. So nutzt der Mensch das Gift, das der Pflanze zum eigenen Schutz dient, als Medizin. Dasselbe gilt auch für chinesischen Oolong-Tee, weil er ebenfalls die Eigenschaft hat, Störungen von Verdauung und Assimilation hervorzurufen und deshalb so gut zu fettem chinesischem Essen passt.

An dieser Stelle möchte ich Sie dringend davor warnen, grünen Tee oder Kaffee mit ihren toxischen Bestandteilen heranwachsenden Kindern zu trinken zu geben. Sie erleiden nicht nur Koffein-Vergiftungen, sondern es kommt möglicherweise durch die Behinderung der Verdauungs- und Assimilationsvorgänge zu Störungen bei der Nährstoffaufnahme. Für ältere Personen mit schwachem Verdauungssystem gilt, dass grüner Tee für sie gut zum Gurgeln ist, aber sonst besser nicht allzu oft genossen werden sollte.

Wenn ich selbst unbedingt Tee trinken will, dann mache ich mir koffeinfreien *Mugicha* (»Getreidetee« aus gerösteter, geschälter Gerste) oder *Gobôcha* (»Klettenwurzeltee«). Das in der japanischen Klettenwurzel (*Gobô*) enthaltene Saponin sorgt für die Neutralisierung von Fetten. Die notwendigen Kohlenhydrate und Proteine werden dadurch ordentlich verdaut und resorbiert, während lediglich das überschüssige Cholesterin neutralisiert und aus dem Organismus ausgeschieden wird. Wenn Saponin ins Blut gelangt, neutralisiert es dort das schlechte Cholesterin und sorgt für seine Ausscheidung. Deshalb kann *Gobôcha* wirklich als ideales Getränk gelten.

Klettenwurzeltee ist auch bestens geeignet für Kranke und Heranwachsende und außerdem höchst wirksam für Erwachsene mit metabolischem Syndrom. Hauptbestandteil von Klettenwurzeltee sind die Polyphenole. Heutzutage ist bekannt, dass Polyphenole in Rotwein reichlich enthalten und gut für die Gesundheit sind. Ursprünglich hat Rotwein im Zusammenhang mit dem sogenannten Phänomen des »französischen Paradoxes« Beachtung gefunden. Denn obwohl die Franzosen reichlich Fleischgerichte mit hohem Fettgehalt essen, ist die Zahl der Herzkrankheiten dort verhältnismäßig niedrig. Bei näherer Prüfung hat man entdeckt, dass eine Art von Polyphenol, die in jüngster Zeit bekannt gewordene antioxidative Substanz Resveratrol, hervorragende gesundheitliche Wirkungen hat. Diese Substanz ist in der Schale der zur Rotweinherstellung verwendeten Trauben enthalten.

Andererseits wurde nachgewiesen, dass die Polyphenole der Klettenwurzel die stärkste Wirkung unter allen Pflanzen haben. Wenn man zum Beispiel die ebenfalls polyphenolhaltigen Trauben oder Äpfel in der Erde vergräbt, dann faulen sie umgehend. Dagegen verderben Klettenwurzeln in der Erde nicht, obwohl sie unter sehr harten Bedingungen in der Erde wachsen. Die in den Klettenwurzelschalen enthaltenen Polyphenole schützen äußerst effektiv gegen Bakterien und Insekten; sie sind ein ausgezeichnetes Antioxidativum und verfügen über die Kraft, sogar in der Erde Verletzungen zu heilen. Außerdem enthalten Klettenwurzeln keinerlei toxische Substanzen wie Koffein. Aus diesem Grund trinke ich immer Klettenwurzeltee, wenn ich durstig bin.

An dieser Stelle möchte ich Ihnen ein einfaches Hausrezept zur Zubereitung von Klettenwurzeltee vorstellen. Probieren Sie es einfach aus:

Rezept für Klettenwurzeltee *

1) Klettenwurzeln gut mit Wasser waschen, um sie von Erde und Schmutz zu säubern. Ungeschält in feine, schräge dünne Scheiben schneiden.
2) Auf Zeitungspapier ausbreiten und einen halben Tag an der Sonne trocknen lassen (im Sommer reichen dafür zwei bis drei Stunden).
3) In der Bratpfanne ohne Öl etwa zehn Minuten rösten.
4) Unmittelbar bevor sich Rauch zu entwickeln beginnt, vom Feuer nehmen, in eine Teekanne geben und mit kochendem Wasser übergießen. Fertig ist Ihr Tee!

---

* Frische Klettenwurzeln dürften in Europa kaum erhältlich sein. Im Handel gibt es aber fertigen Klettenwurzeltee aus Japan.

Warum eine Mahlzeit am Tag nicht zu Nährstoffmangel führt

Wenn es um »eine Mahlzeit am Tag« geht, werde ich oft gefragt: »Führt das nicht zu Nährstoffmangel?«

Viele Menschen sind unsicher und besorgt, wenn ihnen empfohlen wird, die Nahrungsmenge zu reduzieren. Doch wenn man über die Bedeutung von Nährstoffen nachdenkt, so kommt es in erster Linie auf die Qualität und nicht auf die Menge an. Auch wenn man viel isst, so ist damit noch keine ausreichende Versorgung mit Nährstoffen gesichert.

Unter denjenigen, die zum Beispiel eine Menge Kuchen oder Fastfood essen, gibt es Leute, die Backwaren mögen und fast ausschließlich stärke- und kohlenhydrathaltige Nahrungsmittel verzehren. Vom Nährstoffgehalt her gesehen ist eine solche Ernährungsweise extrem einseitig, auch wenn man noch so große Nahrungsmengen zu sich nimmt. Außerdem ist dabei nicht nur die Nährstoffversorgung einseitig, sondern es kommt auch häufig vor, dass dem Körper giftähnliche Substanzen zugeführt werden. Um solche toxischen Substanzen zu verstoffwechseln, werden nun notwendige Nährstoffe in größerer Menge verbraucht.

In Europa und Amerika ist es üblich, unbedingt noch Nachtisch oder etwas Süßes in ordentlicher Menge zu genießen, nachdem man sich zuvor den Bauch schon mit einer kalorienreichen Mahlzeit gefüllt hat. Außerdem sind die Menschen in den sogenannten entwickelten Nationen der Auffassung, Nährstoffmangel durch Nahrungsergänzungsmittel ausgleichen zu können.

Allerdings ist es nicht möglich, die Gesamtheit der Nährstoffe zu erhalten, auch wenn man Hunderte von verschiedenen Ergänzungsmitteln zu sich nehmen würde. Denn es gibt unzählig viele Nährstoffe, darunter allein 46 essenzielle Nährstoffe, die der Körper selbst nicht herstellen kann. Außerdem dürfte es auch noch unentdeckte, unbekannte Nährstoffe geben. Wenn auch nur ein Nährstoff fehlt, wird im Lauf der Zeit das Zusammenwirken aller Nährstoffe im Organismus gestört. Und auch wenn man Dutzende verschiedener Nahrungsergänzungsmittel nimmt, die jeweils aus einem einzigen Nährstoff bestehen, kommt es garantiert zu einem Mangel an Nährstoffen, wenn man sich nicht ausgewogen ernährt.

Was können wir also tun? Gerade wenn die Nahrungsmenge gering ist, kommt es darauf an, vollwertige Lebensmittel zu verzehren; das heißt Lebensmittel, die alle Nährstoffe in ausgewogener Zusammensetzung enthalten. Wie bereits erwähnt sind Kuhmilch und Hühnereier gute Beispiele für vollwertige Nahrung. Weil der Säugling mit Milch aufgezogen wird, gäbe es Probleme, wenn ihm auch nur ein einziger Nährstoff fehlen würde. Das trifft auch auf Eier zu. In einem Ei kommt es zur Zellteilung, und das führt zur Bildung eines neuen Lebens. Man kann sich vorstellen, dass darin alle Nährstoffe in identischem Verhältnis wie im ausgewachsenen Huhn enthalten sein müssen. Denn wenn auch nur ein einziger Nährstoff fehlt, kann aus dem Ei letztlich kein Huhn entstehen. Wenn dagegen ein einzelner Nährstoff im Übermaß vorhanden ist, führt das zu Störungen, und darum geht es im Folgenden.

Dinge in ihrer Ganzheit essen, um alle Nährstoffe zu bekommen

Milch und Ei enthalten zwar das komplette Nährstoffangebot, für Erwachsene ist es jedoch keine richtige Kost, sich allein von Milch und Ei zu ernähren. Außerdem haben Milchprodukte und Eier einen hohen Cholesteringehalt. Wenn man ausschließlich solche Lebensmittel zu sich nimmt, ist das eine unausgewogene Ernährungsweise.

An dieser Stelle wollen wir der Frage nachgehen, welche Nahrungsmittel einen ausgewogenen Nährstoffgehalt haben. Das sind solche Nahrungsmittel, die die gleichen Arten von Nährstoffen im selben Verhältnis enthalten wie die Substanzen, aus denen unser Körper aufgebaut ist. Konkret bedeutet das, dass Rinder oder Schweine, wenn man sie ganz und gar verspeisen würde, wahrscheinlich dieselben Nährstoffe enthalten wie die Bausteine des menschlichen Körpers. In Wirklichkeit wäre das aber nicht realistisch, weil Rinder oder Schweine nicht als Ganzes verzehrt werden.

Hier kommt Fisch ins Spiel. Biologisch betrachtet, wurden alle Lebewesen auf der Erde vor der Entwicklung der Säugetiere im Meer geboren. Wenn man zu den Ursprüngen zurückgeht, sind die Vorfahren der Menschheit alle aus dem Meer hervorgegangen. So gesehen kommt es dem Nährstoffgehalt des menschlichen Körpers nahe, den ganzen Fisch von Kopf bis Schwanz zu essen, denn so erhält man eine ausgewogene Form von Nahrung.

Aber auch wenn man noch so sehr empfiehlt, den ganzen Fisch vom Kopf bis zum Schwanz zu essen, so kommt das bei großen Fischen wie dem Thunfisch nicht in Frage. Man nimmt lediglich die besten Stücke mit fettem oder rotem Fleisch. Vom Standpunkt des ausgewogenen Nährstoffgehalts aus betrachtet, handelt es sich dabei um eine unausgewogene Form von Ernährung.

Deshalb empfehle ich, kleine Fische als Ganzes zu essen. Das *Fisch-Tempura* (frittierter Fisch im Teigmantel), das die Bürger im alten Edo (Tokio) verzehrten, wurde allein aus einer Handvoll von kleinen Fischen zubereitet, die in Küstennähe gefangen wurden. Solche kleinen Fische mit Haut, Gräten und Kopf zu essen entsprach der Lebensweise der Bürger von Edo und stellte in der Edo-Zeit (1603–1868) so etwas wie eine Art Gesundheitsmethode dar.

Auch bei etwas größeren Fischen aß man alle Teile von Kopf bis Schwanz, indem man den Fischkopf einfach frittierte und die Gräten in der Art von *Sembei* (geröstete Reiscracker) verarbeitete. Natürlich wäre es auch zu schade, den Schwanz von Garnelen wegzuwerfen. Bei den Zutaten für *Tempura* aus der Bucht von Edo stand *Anago* (Seeaal) an erster Stelle, aber tatsächlich verwendete man auch noch kleinere Fische als diesen. In der Zeit um die Tagundnachtgleiche zu Frühlings- und

Herbstbeginn aß man auch *Haze* (Meergrundel). Indem man solche »Lebensmittel« aus dem Meer mit Haut, Knochen und Kopf verzehrte, war die Versorgung des Körpers mit allen Nährstoffen gesichert.

Diese Form der Ernährung basiert ursprünglich auf dem buddhistischen Gedanken von der »Ganzheit des Seins«. Dieser besagt, dass ein Lebewesen nicht existieren kann, wenn ihm auch nur ein einziger Teil fehlt, und dass auf der Erde kein einziges Lebewesen existiert, dessen Dasein sinnlos ist. Dies gilt auch für die Nahrung des Menschen. Ganzheitliche Nahrung wie Fisch, Getreide und Gemüse, die das Leben der Natur in seiner Ganzheit enthält, ist höchst erwünscht, um die für einen lebenden Organismus nötige Ausgewogenheit zu erreichen. Wenn es gut ist, ganzheitlich und nicht einzelne Bestandteile zu essen, so gilt sowohl für tierische Nahrung als auch für Fisch, dass sich kleinere Sachen besser für die menschliche Ernährung eignen als große.

Andererseits kam es in Japan in den Zeiten bis zum Zweiten Weltkrieg nicht selten vor, dass Menschen wegen Nährstoffmangel oder einseitiger Nährstoffzufuhr ihr Leben verloren. Vor diesem Hintergrund wurde die Idee, dass »Medizin und Nahrung den gleichen Ursprung haben«, das heißt Lebensmittel zu Heilmitteln werden, zur Grundlage der Ernährung. Mit anderen Worten sind Nahrungsmittel wie Fleisch, Fisch, Gemüse oder Getreide allesamt auch Medizin, denn wenn man sie in ihrer Ganzheit verzehrt, werden sie zu lebensnotwendigen Heilmitteln. In früheren Zeiten haben alle Japaner, ohne sich dessen bewusst zu sein, auf der Grundlage von Prinzipien wie der »Ganzheit des Seins« und »Medizin und Nahrung sind gleichen Ursprungs« Nährstoffe in ihrer Ganzheit aufgenommen. Dies war die normale Kost des einfachen Volkes.

An Gemüse ist nichts zum Wegwerfen

Diese Prinzipien gelten auch für den Verzehr von Gemüse. Grundlage ist »ganzes Blatt, ganze Schale, ganze Wurzel«. Mit anderen Worten gilt auch hier der Gedanke, dass es an Gemüse und Obst nichts zum Wegwerfen gibt und sie restlos zu verzehren sind. Werfen Sie nicht die Blätter weg oder schälen die Haut (d.h. die oberste Schicht der Frucht) gründlich, wenn Sie zum Beispiel Rettich kochen wollen. Der Fruchtteil des Rettichs besteht zum größten Teil aus Stärke. Die Blätter sind jedoch reich an Vitaminen und Mineralstoffen, und die Schale enthält genauso wie Klettenwurzeln und Trauben Polyphenole mit wundheilender und antioxidativer Wirkung.

In der Edo-Zeit aßen die Fürsten die Fruchtteile, während sich das gemeine Volk mit Blatt und Schale begnügen musste. Wer aber länger lebte, war das gemeine Volk, weil es Blatt und Schale verzehrte, während es unter den Fürsten, die allein den Fruchtteil verspeisten, nicht selten dazu kam, dass sie wegen Nährstoffmangel früh aus dem Leben schieden.

Früher wurde jedes einzelne Rettichblatt zur Konservierung in der Sonne getrocknet und keineswegs weggeworfen. Diese getrockneten Rettichblätter waren im Winter eine wichtige Vitaminquelle. Wenn man den dicken Wurzelteil kocht, aus der Schale *Kinpira* (gedünstetes Wurzelgemüse) zubereitet und die Blätter als Einlage für Misosuppe benutzt oder mit Öl dünstet, kann man den ganzen Rettich essen, ohne etwas übrig zu lassen. Auch beim Spinat lassen sich die vitamin- und mineralstoffreichen Blätter blanchieren und mit Sojasoße würzen und die rosafarbene Wurzel mit ihrem hohen Stärke- beziehungsweise Zuckergehalt in Wasser kochen. Weil bestimmte Enzyme die Stärke spalten, der Zuckergehalt steigt und die Wurzel dann sehr süß schmeckt, harmoniert sie gut mit *Karashi'ae* (eine Art Senfsoße).

Wenn man sich auf diese Weise beim Kochen etwas einfallen lässt, kann man aus einem einzigen Ausgangsmaterial verschiedene Gerichte zubereiten, ohne etwas zu verschwenden, und das macht natürlich auch Spaß. Eigentlich darf es nichts zum Wegwerfen geben. Dies war in Japan vor der Zeit der Übersättigung die normale Art, Gemüse zuzubereiten und zu essen.

Weltweites Interesse an traditioneller japanischer Kost

Von 1969 bis 1977 ließ die amerikanische Regierung auf Staatskosten weltweite Untersuchungen und Studien durchführen, zu denen Spitzenforscher aus Medizin und Ernährungswissenschaft aus der ganzen Welt eingeladen wurden.

Dabei ging es um das Thema »Ernährung (Nährstoffe) und Gesundheit und ihr Zusammenhang mit chronischen Krankheiten«. Die Ergebnisse wurden 1977 im sogenannten »McGovern-Report« zusammengefasst. Darin wird unter anderem festgestellt, dass die japanische Ernährung vor der Genroku-Ära (1688–1704) am besten für die Gesundheit war, und die traditionelle japanische Kost, die vorwiegend aus Getreide und Gemüse besteht, wurde besonders gewürdigt.

In der Zeit vor der Genroku-Ära hat man vom Getreide noch die ganzen Körner gegessen. In der Genroku-Ära gab es technische Fortschritte beim Schälen und Mahlen von Reis. So wurde die nährstoffreiche Kleie entfernt, um weißen Reis herzustellen, und auch Buchweizen (*Soba*) wurde geschält und gebleicht und nur noch der Kern verzehrt. Das führte dazu, dass durch einseitige Nährstoffzufuhr Beriberi zur Volkskrankheit in Japan wurde und deshalb viele Menschen ihr Leben verloren.

Innerhalb der Shogun-Familie der Tokugawa, in der viele Fürsten früh starben, waren es der 13. Shogun Iesada (1853–1858) und der 14. Shogun Iemochi (1858–1866), die an durch Beriberi verursachten Herzkrankheiten litten und früh aus dem Leben schieden. Auch im Ersten Japanisch-Chinesischen Krieg (1894–1895) und im Russisch-Japanischen Krieg (1904–1905) soll die Zahl der durch Beriberi verlorenen Soldaten größer als die Zahl der durch feindliche Kugeln Gefallenen gewesen sein. Das zeigt, welch furchtbare Krankheit Beriberi ist.

Erst viel später wurde erkannt, dass Vitaminmangel die Ursache dieser Krankheit ist. Der berühmte Arzt, Dichter und

Übersetzer Mori Ôgai (1862–1922) hatte in Deutschland bei Robert Koch Medizin und Bakteriologie studiert. Als Generalarzt des japanischen Heeres vertrat er die These, dass es sich bei Beriberi um eine Infektionskrankheit handle. Dagegen hatte der aus der Präfektur Miyazaki in Südjapan stammende Takaki Kanehiro (1849–1920), der oberste Militärarzt der japanischen Marine und Gründer meiner Alma Mater, der Jikei University School of Medicine, in England experimentelle Medizin studiert. Dabei war ihm aufgefallen, dass es bei Marineangehörigen in Europa und Amerika keine Beriberi gab. Er fragte sich, ob sich bei der japanischen Marine die Todesfälle durch Beriberi verhindern ließen, wenn die Matrosen das Gleiche essen würden wie ihre Kollegen in Europa und Amerika.

Als er daraufhin bei der Marine europäisches Essen mit Butter oder Schwarzbrot einführte, konnten alle Matrosen von längeren Fahrten auf hoher See nach Japan zurückkehren, ohne dass es zu Beriberi-Fällen gekommen wäre. Diese Geschichte ist bis heute in Erinnerung geblieben. Nebenbei sei bemerkt, dass sich die Mahlzeiten bei der japanischen Marine seither aus Tradition vor allem an der westlichen Küche orientieren.

Wie Ihnen allen bekannt sein dürfte, enthalten Schweinefleisch und Schwarzbrot reichlich Vitamin B_1. Die Erklärung für die Entstehung von Beriberi wurde erst später entdeckt, als der Agrarchemiker und Ernährungswissenschaftler Umetarô Suzuki (1874–1943) im Jahr 1910 das von ihm Oryzanin genannte Ferment (Thiamin) entdeckte und es zwei Jahre später im Westen gelang, Thiamin (Vitamin B_1) als erstes Vitamin aus Reiskleie zu isolieren. Damit war endlich geklärt, dass der Mangel an Vitamin B_1 der wahre Auslöser der Beriberi-Krankheit ist.

Gerade jetzt das Ganze essen

In der Edo-Zeit wussten die Menschen zwar nichts von Vitaminen, hatten aber doch vorbeugende Maßnahmen gegen Beriberi in ihren Alltag integriert. Ein Beispiel dafür sind verschiedene Arten von *Tsukemono*, also eingelegtem Gemüse (wie *Takuan* oder *Nukazuke*), die man auf jeden Fall zum weißen Reis aß. Alte Pickles wusch man mit Wasser, schnitt sie in kleine Stücke, presste sie aus, um sie dann wieder essen zu können. In der größten Sommerhitze gab es zu einem Becher Sake auf jeden Fall Tsukemono, um die Hitze zu vertreiben. Saure Tsukemono, zusammen mit *Myôga* (Japanischer Ingwer) und *Katsuobushi* (Späne von getrocknetem Bonito) verzehrt, sollen bei Sommermüdigkeit belebend wirken.

Das ist überhaupt nicht verwunderlich, denn im Sommer vitaminreiche Tsukemono, die lange Zeit in Reiskleie eingelegt wurden, zu genießen ist sehr vernünftig. So ärmlich das auch anmuten mag, so zeigten sich in solchen alltäglichen Essgewohnheiten der einfachen Leute verschiedene Ernährungsweisheiten, die der Gesundheit der Menschen förderlich waren.

Was die oberen Klassen in jenen Zeiten betrifft, so habe ich bereits erwähnt, dass die Tokugawa-Shogune in vielen Fällen früh erkrankten und zu Tode kamen. Eine Ausnahme bildet der mit 76 Jahren verstorbene letzte Shogun Yoshinobu (1837–1913), der unter allen Tokugawa-Shogunen das höchste Alter erreichte. Wenn man in seine frühen Lebensjahre zurückgeht, so gab es damals eine Zeit, in der er gezwungen war, unter dem einfachen Volk zu leben. Es steht außer Frage, dass er in dieser Zeit auf Luxus verzichten musste. Er dürfte auch wohl das zu essen bekommen haben, was das Volk zu essen hatte. In Anekdoten wird berichtet, dass er Aal oder Grundel mochte. Man kann sich gut vorstellen, dass er so genügend Vitamine und Nährstoffe aufnehmen konnte.

Aber auch ohne weiter auf derartige Beispiele einzugehen, dürfte Ihnen inzwischen klar geworden sein, wie wichtig es für die Gesundheit und Langlebigkeit des Menschen ist, Lebensmittel als Ganzes zu sich zu nehmen. So scheint es in den Ernährungsgewohnheiten der heutigen Japaner viele Punkte zu geben, die denen der früh verstorbenen Fürsten der Edo-Zeit sehr ähnlich sind. Auf den ersten Blick mag es so aussehen, dass die Nahrungsmenge und die Zahl der Mahlzeiten völlig ausreichen, die Ernährung in ihrer Qualität ist aber sehr unausgewogen. Es gilt, beim Gemüse »das ganze Blatt, die ganze Schale, die ganze Wurzel«, bei Fisch »die ganze Haut, die ganzen Gräten, den ganzen Kopf« und beim Getreide »das ganze Korn« zu essen. Genau jetzt ist die Zeit gekommen, zum Ursprung einer solchen Ernährung zurückzukehren.

Warum das Fett von blauen Fischarten so hervorragend ist

Wissen Sie eigentlich, welcher Teil vom Fisch die meisten Nährstoffe enthält? Bei den Pflanzen enthält die Schale, die ihre Schranke zur Außenwelt bildet, zahlreiche Stoffe mit wundheilender Wirkung. Natürlich haben sowohl Fische als auch Tiere eine Haut. Wenn man allerdings die beiden Arten vergleicht, so ist vom Standpunkt des Nährwerts die Haut von Tieren der von Fischen weit unterlegen. Unter der Haut befindet sich stets eine Fettschicht, aber das Fett von Fischen und Tieren ist völlig verschieden.

Wenn man an die Unterschiede zwischen Warmblütern und Wechselblütern denkt, so wird das sofort verständlich. Tiere wie Rinder oder Schweine, die uns als Nahrung dienen, sind Warmblüter mit einer festen Körpertemperatur von etwa 37^0 C. Das Fett von Warmblütern verfestigt sich bei Zimmertemperatur zu Speck. Wenn man solche Fette, die sich leicht verfestigen, aufnimmt, werden sie in den Adern im Körperinneren fest und so zur Ursache von Arteriosklerose.

Bei den Fischen als Wechselblütern wird das Fett auch im kalten Meerwasser nicht fest. Natürlich geschieht das weder bei Zimmertemperatur noch in den Blutgefäßen des Menschen. Im Gegenteil, diese Fette finden große Beachtung, denn sie haben einen ausgleichenden Einfluss auf die Cholesterinwerte im Blut und machen das Blut leichtflüssig. Vor allem das schleimige Fett unter der Fischhaut verhindert nicht nur Arteriosklerose, sondern ist auch reich an den hochwirksamen ungesättigten Fettsäuren EPA (Eicosapentaensäure) und DHA (Docosahexaensäure). Bekanntlich enthalten sogenannte blaue Fische wie der Pazifische Makrelenhecht oder die Makrele besonders hohe Anteile davon.

Hier stellt sich nun die Frage, wie sich blaue Fische und Fische mit weißem Fleisch unterscheiden. Fische mit weißem Fleisch leben in den Tiefen des Meeres. Weil das Sonnenlicht kaum bis dorthin vordringt, gibt es dort auch keine UV-Strahlung. Fische wie die Flunder oder die Scholle, die sich im Sand am Meeresboden verstecken, haben eine helle bräunlich-graue Farbe und bewegen sich kaum. Dagegen schwimmen die blauen Fischarten immer nah an der Meeresoberfläche umher. Von Geburt an kennen sie keine Ruhepause. Weil sie von oben zum Ziel von Vögeln werden, schützen sie sich mit einer blauen Schutzfärbung wie das umgebende Meer; und weil sie von unten zum Ziel von größeren Fischen werden, ist ihre Unterseite so hell wie der Himmel. Sie sind immer in Bewegung, speichern hochwertige Proteine und haben unter der Haut die antioxidativ wirkenden Fettsäuren EPA und DHA, die in den Blutgefäßen nicht fest werden.

EPA und DHA sind in verschiedener Form als Nahrungsergänzungsmittel im Handel. Erfreulicherweise ist die Tatsache, dass Fischfette gut für die Gesundheit sind, allgemein bekannt geworden. Trotzdem bin ich nicht damit einverstanden, Nahrungsergänzungsmittel zu nehmen, denn solche Präparate enthalten lediglich einzelne Nährstoffe in konzentrierter Form und haben daher nur einen Teilnährwert. Nahrungsergänzungsmittel sind eine Art von Medikament. Wenn sie positive Wirkungen haben, dann haben sie auch Nebenwirkungen. Die Tatsache, dass ihre positiven Wirkungen intensiver sind, bedeutet, dass auch ihre Nebenwirkungen stärker sind, und das ist gefährlich. Falls es Präparate ohne Nebenwirkung gibt, dann haben sie auch keinen Nutzen.

Auch hat die Aufnahme irgendeines einzelnen Nährstoffs in größerer Menge überhaupt keine Wirkung, wenn bestimmte Hilfsstoffe fehlen. Da man den kompletten Nährwert erhält, wenn man den ganzen Fisch isst, gibt es keinen Mangel. Auch wenn man eine einseitige Kost mit Präparaten ergänzt, kommt es mit Sicherheit dazu, dass irgendetwas fehlt.

In der Werbung von Zeitschriften und anderen Medien liest man oft Werbesprüche wie »Gehalt von 500 Zitronen«, dabei reicht eine einzige Zitrone aus. Wenn man die Nährstoffe von 500 Zitronen aufnimmt, so wird alles über den Urin ausgeschieden. Falls es sich außerdem um fettlösliche Nährstoffe handelt, so werden sie im Körper gespeichert und verursachen Vergiftungserscheinungen. Für das alles gilt der bekannte Spruch: »Zu viel ist genauso wie zu wenig.« Deshalb sollten wir uns bemühen, nur das notwendige Minimum an natürlicher Nahrung zu uns zu nehmen.

Muss man wirklich 30 verschiedene Nahrungsmittel pro Tag essen?

In einer 1985 vom japanischen Sozialministerium herausgegebenen Richtlinie zu einer gesunden Ernährungsweise wurde empfohlen, täglich 30 verschiedene Nahrungsmittel zu essen, um eine ausgewogene Ernährung zu erreichen. 15 Jahre später wurde diese Empfehlung in einer von drei zuständigen Ministerien veröffentlichten neuen Richtlinie zwar annulliert, doch bis heute scheint diese Empfehlung in den Köpfen vieler Japaner herumzugeistern. Jeden Tag abzuzählen, wie viele Lebensmittel noch fehlen, bis das Ziel von 30 erreicht ist, ist genauso mühsam wie das Kalorienzählen. Außerdem dürfte es tatsächlich für alleinstehende Personen unmöglich sein, jeden Tag auf 30 verschiedene Nahrungsmittel zu kommen.

Ferner gibt es auch eine recht bekannte »5-Farben-Gesundheitsmethode für ausgewogene Ernährung«. Dabei wird empfohlen, täglich Lebensmittel in den fünf Farben Rot, Weiß, Gelb, Grün und Schwarz zu verzehren. Auch diese Methode ist kaum praktikabel, denn man muss sich dabei zum Beispiel fragen, ob Auberginen schwarz oder weiß sind, ob bei den fünf Farben nicht Blau fehlt, und sich den Kopf über die Farbe von Pilzen zerbrechen. Außerdem haben das Rot von Tomaten und das Rot von Krebsen einen völlig verschiedenen Nährwert, denn Farbe und Nährwert korrelieren nicht unbedingt.

Ähnlich ist es mit der in Japan unter dem Motto »*ma go ha ya sa shi i*« (wörtlich: »Der Enkel ist nett«) empfohlenen

Gesundheitskost, bei der jede Silbe für ein bestimmtes Lebensmittel steht: *ma* für *mame* (Bohnen), *go* für *goma* (Sesam), *ha* (= *wa*) für *wakame* (Algen), *ya* für *yasai* (Gemüse), *sa* für *sakana* (Fisch), *shi* für *shiitake* (Pilze) und *i* für *imo* (Süßkartoffeln).

Ehrlich gesagt sollte man sich darüber nicht allzu viele Gedanken machen, denn man braucht nicht so viele Arten von Lebensmitteln. Stattdessen sollte man dem Prinzip von der »Ganzheit des Seins« folgen und, wie bisher erklärt wurde, die Gaben des Meeres wie kleine getrocknete Fische (wie *Niboshi* oder *Iriko*), kleine Krabben und kleine Tintenfische mit der ganzen Haut, allen Knochen, den Gräten und dem ganzen Kopf verzehren. Auch beim Gemüse sollte man alles essen, mit Blatt, Schale und Wurzel.

Je strikter man sich an die Empfehlung hält, beim Getreide das ganze Korn zu essen, desto ausgewogener wird die Ernährung sein.

An dieser Stelle möchte ich wiederholen, dass es für die Versorgung mit Nährstoffen am wichtigsten ist, alle Nährstoffe, aus denen unser Körper gebildet ist, ungefähr im gleichen Verhältnis zuzuführen. Wenn man sich über »30 Lebensmittel am Tag« oder die »5-Farben-Gesundheitskost« allzu sehr den Kopf zerbricht, setzt man sich selbst unter Druck und ermüdet. Denn das Essen, das eigentlich ein Vergnügen sein sollte, wird so letztlich zu einer Pflichtübung und Belastung, die eher einer Arbeit gleicht. Gerade bei einer Mahlzeit, die man mit Freude genießt, nimmt man auch die Nährstoffe umso besser auf. Ohne uns allzu viele lästige Gedanken zu machen, wollen wir unser Essen einfach genießen.

Vier Bedingungen zur Vermeidung des metabolischen Syndroms

Kennen Sie die drei hohen Werte des metabolischen Syndroms? Hoher Wuchs, hohe Bildung, hohes Einkommen ... dürften es wohl kaum sein, sondern hohe Blutfettwerte, hohe Blutzuckerwerte und hoher Blutdruck. Wenn zwei dieser Werte zu hoch sind und der Bauchumfang bei japanischen Männern über 85 cm, bei Frauen über 90 cm beträgt*, spricht man vom metabolischen Syndrom.

Wenn der Arzt bei Ihnen metabolisches Syndrom diagnostiziert hat, sollten Sie nicht überstürzt zu Medikamenten gegen hohe Blutfettwerte oder Bluthochdruck greifen. Wenn Sie nämlich anfangen, solche Mittel zu nehmen, müssen Sie sie bis an Ihr Lebensende nehmen. Vorher könnten Sie doch lieber selbst etwas tun, und zwar Ihre Lebensgewohnheiten und dabei vor allem Ihre Ernährung ändern. Das metabolische Syndrom richtet nämlich folgende Botschaft an Sie:

---

* In Europa und den USA gelten Werte von mehr als 90 cm bei Männern und mehr als 80 cm bei Frauen als riskant und Werte über 102 cm bei Männern bzw. 88 cm bei Frauen als gefährlich.

1. nicht zu viel essen;
2. nicht zu viel Fett;
3. nicht zu viel Zucker;
4. nicht zu viel Salz.

Weil ich zu Beginn dieses Kapitels bereits über Punkt 1 und die »Eine-Suppe-ein-Gericht-Kost« sowie »eine Mahlzeit am Tag« geschrieben habe, können Sie das an der entsprechenden Stelle nachlesen.

Hier geht es mir um Punkt 2, die Fette, und vor allem den ewigen Sündenbock Cholesterin. Unser Körper ist aus Zellen aufgebaut. Weil es sich bei Cholesterin um die Substanz handelt, aus der die Oberfläche der Zellen, die Zellmembran, besteht, kommen wir nicht ohne diese Substanz aus. Um zum Beispiel die Frische eines Eis zu testen, kann man den Eidotter mit Essstäbchen zusammendrücken. Angeblich ist das Ei frisch, wenn der Dotter dabei nicht platzt. Aber es ist ganz einfach, die Haut eines Dotters so fest zu machen, denn wenn man Hühnern Cholesterin ins Futter gibt und so ihren Blutdruck erhöht, erhält man eine festere Zellmembran.

Cholesterin ist auch ein Rohstoff für Sexualhormone. Wenn es überhaupt kein Cholesterin gäbe, würde die Vitalität des menschlichen Körpers nachlassen, und er könnte sich nicht mehr gut bewegen. Wenn jemand zu Hause krank wurde, so hat man bis vor etwa zehn Jahren ein selbst gehaltenes Huhn geschlachtet und dem Kranken zu essen gegeben. Denn man dachte, der Patient müsse Fleisch essen, um wieder zu

Kräften zu kommen. Weil dadurch auch etwas mehr Sexual-hormone produziert werden, würde der Patient wieder gesund werden. Man sagte auch: »Iss Fleisch, um die Vitalität zu stei-gern!« In einer Umgebung, in der es fast kein Fleisch zu essen gab, war das sicher nicht verkehrt.

Doch das bezieht sich auf eine Zeit, in der ein großer Man-gel an Cholesterin herrschte. Warum nimmt aber die Zahl der Männer mit Erektionsstörungen heute zu, in unserer Zeit, in der wir sogar jeden Tag Fleisch essen können? Das liegt daran, dass früher Menschen mit Nährstoffmangel durch Fleischge-nuss gesund wurden, wenn aber gesunde Menschen jeden Tag Fleisch essen, verursacht übermäßige Nährstoffzufuhr die ge-genteilige Wirkung. Cholesterin braucht man nicht von au-ßen zuzuführen, denn unser Organismus kann es selbst syn-thetisieren. Bei übermäßiger Zufuhr wird Cholesterin allerdings zur Ursache von Fettleibigkeit und Arteriosklerose. In einer Zeit der Überernährung wie heute sollten Menschen mittleren und höheren Alters, die vom metabolischen Syn-drom betroffen sind, nicht noch mehr Fleisch konsumieren.

Wenn ferner zu viel Sexualhormon produziert wird, weil mehr Cholesterin als erforderlich aufgenommen wird, nimmt die Zahl der Krebserkrankungen durch Sexualhormone zu. Bei Frauen nach der Menopause ist das Brustkrebs, bei Män-nern Prostatakrebs. Mit anderen Worten, die übermäßige Cholesterinzufuhr in Japan wurde zur Ursache der drei Haupt-krankheiten – Krebs, Apoplexie (Schlaganfall), Herzinfarkt. In Europa entwickelte sich in jüngster Zeit eine Bewegung, einen

Tag in der Woche auf Fleisch und Milchprodukte zu verzichten, und man kann durchaus sagen, dass die im bereits erwähnten McGovern-Report getroffene positive Bewertung der japanischen Ernährung der Genroku-Ära als ideale Kost zutreffend war.

Da das Wachstum von Brustkrebs bei Frauen mit dem Sexualhormon zusammenhängt, nimmt die Zahl der Brustkrebsfälle bei Japanerinnen nach der Menopause ab, während sie in westlichen Ländern bei Frauen nach der Menopause noch sehr hoch ist. Das hat aber nichts mit Unterschieden zwischen den verschiedenen Rassen zu tun. Denn bei Frauen farbiger Abstammung, die in Europa oder Amerika leben, ist die Zahl der Brustkrebsfälle nach der Menopause genauso groß wie bei weißen Frauen. Mit anderen Worten ist davon auszugehen, dass die Rate der Krebserkrankungen nicht von den angeborenen Merkmalen oder der Rasse abhängt, sondern von den Lebensumständen und da vor allem von der Ernährungsweise. Durch die zunehmende Verwestlichung der Ernährung in Japan nimmt die Cholesterinzufuhr zu. Das führt dazu, dass nach der Menopause mehr Sexualhormon produziert wird und die Zahl der Brustkrebsfälle zunimmt.

Zu viel Zucker verkürzt das Leben

Ursprünglich war es richtig zu essen, wenn der leere Magen knurrte. Gilt aber heutzutage für die Mehrzahl der Menschen nicht, dass sie aus Gewohnheit essen, wenn die Zeit gekommen ist, auch wenn sie keinen Hunger haben? So frühstücken sie zum Beispiel an freien Tagen nach 9 Uhr und damit später als sonst; wenn es Mittag wird, heißt es: »Ich sollte etwas essen ...«, und zur Teezeit um drei Uhr nachmittags gibt es Gebäck.

Im alten Japan hat man sich in den Pausen bei der Feldarbeit etwas ausgeruht und Tee getrunken, aber die Gewohnheit, wie in England, wo man traditionell die Teatime beachtet, zur Teezeit um drei Uhr etwas Süßes wie Scones zu essen, gab es nicht.

Eine Zwischenmahlzeit (am Nachmittag) sollte man eigentlich nur heranwachsende Kinder essen lassen, aber für Erwachsene war das ursprünglich nicht notwendig. Denn weil bei Kindern die Nahrungsenergie fast vollständig für das Wachstum verwendet wird, kann ihr Körper nicht so viel Energie speichern. Da nichts im Körper zurückbleibt, auch wenn sie etwas essen, brauchen sie Zwischenmahlzeiten.

Während meiner Kindheit in den 1950er und 1960er Jahren gab es für zwischendurch kaum etwas anderes als gedämpfte Süßkartoffeln oder Mais und im Sommer Wassermelone oder Tomaten. Damals gab es auch kein abgepacktes Gebäck zu kaufen, und auch wenn es manchmal traditionelles Gebäck wie *Ohagi* oder *Botamochi* (Klebereisbällchen mit süßer Bohnenpaste) gab, bekamen wir selbst an besonderen Tagen wie dem Geburtstag niemals Kuchen als Zwischenmahlzeit. Dagegen ist es heutzutage völlig normal geworden, als Zwischenmahlzeit Kuchen und Gebäck zu essen.

Wenn man Gebäck mit hohem Zuckeranteil wie Kuchen isst, wird der Körper warm und schläfrig, weil der Blutdruck dadurch steigt. Wussten Sie, dass dieser Zuckerkonsum dazu führt, dass der Körper altert und sich unser Leben verkürzt? Die schädlichen Folgen des Rauchens sind allgemein bekannt, aber Zucker ist für die Gesundheit genauso schädlich wie Tabak. Wenn man etwas Süßes zu sich nimmt, steigt der Blutzuckerspiegel im Allgemeinen über 140 mg/dl. Das ist etwa genauso viel wie nach dem Rauchen von vier Zigaretten, und es führt dazu, dass die Zellen an der Innenwand der Blutgefäße beschädigt werden. Diese Giftigkeit von Zucker nennt am »Zuckertoxizität«. Sie ist nicht nur eine der Ursachen von Arteriosklerose, Apoplexie und Herzkrankheiten, sondern auch der Hauptfeind gesunder Ernährung, weil durch Zuckerzufuhr auch das Depotfett zunimmt. Außerdem steigen dadurch die Cholesterinwerte im Blut immer weiter.

Aus diesem Grund dürften bei Frauen nach der Menopause Brust- und Gebärmutterkrebs deutlich zugenommen haben, weil die aus Cholesterin gebildeten Sexualhormone davon direkt beeinflusst werden. Amerikaner verzehren das Fünffache an Fleisch und Milchprodukten, welche die Cholesterinwerte in die Höhe treiben, sowie an stark zuckerhaltigen süßen Sachen wie Japaner. Deshalb sind die Häufigkeitsraten für Brust-

und Prostatakrebs auch fünf Mal höher als bei Japanern. Das bedeutet: Wenn man sieben Mal so viel davon essen würde, stiege die Krebshäufigkeit ebenfalls um das Siebenfache, und bei zehn Mal so viel stiege die Krebshäufigkeit ebenfalls um das Zehnfache.

Deshalb sollten Sie wirklich auf Ihren Zuckerkonsum achten. Sie sollten sofort damit aufhören, Ihrer Gesundheit zu schaden, indem Sie Zucker konsumieren, der die Blutzuckerwerte plötzlich ansteigen lässt. Wenn Sie aber trotzdem nicht auf Zucker verzichten, passt Ihr Körper sich dem Zustand erhöhter Blutzuckerwerte irgendwie an. Das bedeutet, dass sich der Stoffwechsel so verändert, dass man nicht zunimmt, auch wenn man noch so viel Süßes verzehrt. Zu diesem Zweck attackiert und zerstört der Blutzucker die β-Zellen der Langerhans-Inseln. Diese β-Zellen sekretieren das Hormon Insulin, das dafür sorgt, dass Traubenzucker als Energie von den Zellen aufgenommen wird. Wenn die Blutzuckerwerte sinken, falls Insulin stark wirkt, wird immer mehr Depotfett gespeichert, und das führt zu Gewichtszunahme. Um das zu verhindern, werden die β-Zellen zerstört und der Stoffwechsel damit so verändert, dass man nicht zunimmt. Das nennt man dann Zuckerkrankheit.

Wenn man zuckerkrank wird, sind unsere »Beuteorgane« das nächste Ziel. Da man zunimmt, wenn man ordentlich futtert, weil die zum Nahrungserwerb notwendigen Körperfunktionen gut arbeiten, werden unsere »Beuteorgane« angegriffen, damit man nicht mehr an Gewicht zulegen kann. Deshalb ist die Netzhaut der Augen das erste Angriffsziel. Wenn die Netz-haut zerstört wird und man erblindet, kann man keine Beute mehr jagen. Als Nächstes kommen die Nieren an die Reihe. Denn weil der ganze Zucker über den Urin ausgeschieden wird, kann man nicht mehr zunehmen, wenn die Nieren ge-schädigt werden. Im nächsten Schritt geht es dann an die Bei-ne. Wenn die Blutgefäße in den Beinen zerstört werden und abzusterben beginnen, wird man unfähig, die Beute zu verfol-gen, und so letztlich Gewicht verlieren. Die Zuckertoxizität ist eine Schutzfunktion des Organismus, damit Menschen wie Sie, die nicht auf Süßes verzichten können, nicht noch mehr zunehmen.

Der starke Anstieg des Zuckerkonsums ist ein Phänomen der Zeit nach dem Zweiten Weltkrieg, einer Zeit des rapiden Wirtschaftswachstums und der Übersättigung. Wenn vor we-nigen Jahrzehnten von Gebäck die Rede war, so meinte man damit meist nur ein Stück Obst, das in Japan auch als »Wasser-kuchen« bezeichnet wird. Unter Snacks verstand man aus stär-kehaltigen Zutaten hergestellte Sachen, die im Stoffwechsel nur langsam resorbiert werden. Dabei kommt es auch nicht zu rapidem Ansteigen der Blutzuckerwerte. Das zeigt, dass die tra-ditionelle japanische Esskultur in vielen Punkten neu zu be-werten ist.

Wenn weißer Zucker schon so schlecht für die Gesundheit ist, fragt man sich, wie es dann mit nicht raffiniertem Zucker bestellt ist. Da aber auch diese Zuckersorten aus Saccharose bestehen, ändert sich im Grunde nichts, denn auch sie führen zum Ansteigen der Blutzuckerwerte. Falls Sie dennoch etwas Süßes genießen wollen, so empfehle ich aus stärkehaltigem Material wie Süßkartoffeln oder Weizen, Mais, Reis, *Kuzu* (Kudzu, auch Weltengrün) oder Kartoffelmehl zubereitete Sachen, die man außerdem langsam und gut kauen sollte. Dadurch kann das im Speichel enthaltene Ferment Amylase, das Stärke in Zucker umwandelt, seine Wirkung entfalten.

Warum Raubtiere ihre Beute nicht salzen

Es kommt nicht vor, dass zum Beispiel fleischfressende Tiere Salz auf ein erbeutetes Kaninchen streuen und es dann fressen, und auch pflanzenfressende Tiere benutzen weder Salz noch Dressing, wenn sie irgendwelche Pflanzen verspeisen. Auch auf Babynahrung wird kein Salz gestreut. Dafür gibt es einen guten Grund: Der Salzgehalt, der in Tieren und Pflanzen in der Natur enthalten ist, ist zur Bewahrung der Gesundheit völlig ausreichend. Denn Gräser und Bäume und der Körper der Tiere enthalten Salz. In der Urzeit, in der unsere Vorfahren als Jäger lebten, reichte ihnen die Salzmenge im Fleisch der erjagten Tiere und der verzehrten Pflanzen völlig aus. So ist es ursprünglich kaum notwendig, Fleisch oder Gemüse zu würzen.

Trotzdem hat der moderne Mensch die Tendenz, zu viel Salz zu sich zu nehmen. Wenn jedoch der Salzgehalt der Nahrung für heranwachsende Kinder, vor allem für Säuglinge, bei denen die Nieren noch nicht fertig ausgebildet sind, sowie für ältere Menschen mit geschwächter Nierenfunktion nicht ganz bewusst deutlich reduziert wird, werden die Nieren übermäßig belastet.

Auf die Frage, was an erhöhtem Salzkonsum so schlecht für die Gesundheit ist, lautet die Antwort zunächst, dass sich dadurch der osmotische Druck im Blut erhöht, dem Körper viel Wasser entzogen wird und damit der Blutdruck steigt. Wenn der Blutdruck steigt, stehen die Zellen an der Innenwand der Blutgefäße ständig unter Druck und werden beschädigt. Außerdem führt das zu zunehmender Arteriosklerose, und dadurch verschlechtert sich der Blutkreislauf. Weil dadurch weniger Blut in die lebenswichtigen inneren Organe wie Nieren oder Herz gelangt, reagiert der Organismus darauf mit einer Erhöhung des Blutdrucks, um mehr Blut zu den Organen zu pumpen. Mit anderen Worten, übermäßige Salzzufuhr führt zu erhöhtem Blutdruck, Schäden an den Blutgefäßen und Arteriosklerose. Weil sich durch Arteriosklerose der Blutfluss verschlechtert, gerät man schließlich in einen Teufelskreis, und der Blutdruck steigt immer weiter.

In einer Ernährungsrichtlinie des japanischen Sozialministeriums aus dem Jahre 2005 wird empfohlen, dass Männer täglich höchstens 10 Gramm und Frauen 6 Gramm Salz zuführen sollten. Die »Japanese Society of Hypertension« hat 2009 in einer Richtlinie zur Hypertoniebehandlung einen Wert von höchstens 6 Gramm pro Tag festgelegt. Dennoch ist eher davon auszugehen, dass die meisten Japaner im Durchschnitt täglich 10–15 Gramm Salz konsumieren. Wenn wir zum Beispiel die beliebten *Ramen* (eine Art jap. Nudelsuppe) essen und die Brühe in der Schale ganz austrinken, nehmen wir dabei auf ein Mal 6 Gramm Salz auf, und so führt schon eine einzige Schale zu überhöhtem Salzkonsum.

»Gesundes Salz« gibt es nicht

In jüngster Zeit gibt es auch verschiedene Arten von natürlichem Meersalz, das unter Verwendung von *Nigari* (ein aus Meerwasser gewonnenes mineralstoffreiches Gerinnungsmittel) hergestellt wird und wegen seines hohen Mineralstoffgehalts angepriesen wird. Einerseits herrscht anscheinend die irrige Meinung, natürliches Meersalz sei gesünder als synthetisches Natriumchlorid (NaCl = Kochsalz), da es aber die übermäßige Salzzufuhr zu fördern scheint, halte ich es für sehr gefährlich.

Gewiss enthält natürliches Meersalz viele Mineralstoffe. Aber man braucht keine Mineralstoffe aus Salz, denn wenn man Mineralstoffe aus Salz aufnehmen will, braucht man größere Mengen. Ich empfehle, die Mineralstoffe aus Algen oder Fisch und Meeresfrüchten zu beziehen. Wenn man zum Beispiel Algengemüse wie nur mit Essig zubereitete *Mozuku-* oder *Mekabu*-Algen verzehrt, kann die Salzzufuhr reduziert und eine Menge an Mineralstoffen zugeführt werden. Wie wir wissen, ist das weitaus besser für die Gesundheit, als extra zu versuchen, aus natürlichem Meersalz Mineralstoffe zu beziehen.

Das natürliche Meersalz, das wegen seines hohen Mineralstoffgehalts angepriesen wird, enthält auch Salze, die nicht besonders salzig, sondern eher etwas süßlich schmecken, wenn man sie wie Steinsalz mit der Zunge schleckt. Das wird sogar als schmackhaft empfunden, und weil es nicht so salzig ist, verleitet das zu dem Trugschluss, dass es gesünder sei. Das glauben auch die Gourmets, die gerne grobkörniges Steinsalz auf Fleischgerichte streuen.

Warum schmeckt es süßlich, obwohl es Salz ist? Weil Geschmacksempfindungen entstehen, wenn etwas mit den Sensoren der Geschmacksknospen in Berührung kommt, und grobe Salzkristalle wie bei Steinsalz im Mundraum nicht sofort auf der Zungenspitze schmelzen, gelangen sie in den Magen, bevor man ihren Salzgeschmack schmecken kann. Das führt dazu, dass man unwillkürlich größere Mengen an Salz verwendet. Es ist aber gesünder, Salz so zu verwenden, dass man schon mit einer geringen Menge den Salzgeschmack spüren kann.

Auch bei der Zubereitung der von Trinkern geschätzten *Tsukemono* (Pickles) und *Shiokara* (Gericht aus fermentierten Fischstücken) wird zur Konservierung reichlich Salz verwendet. Auch um die Fermentationsprozesse zu stoppen, ist Salz erforderlich. Handelsübliches Shiokara hat nicht selten eine Mindesthaltbarkeit von einem halben bis zu einem ganzen Jahr. Dagegen wird selbst gemachtes oder im Sushirestaurant angebotenes Shiokara nur leicht gesalzen und schmeckt am zweiten Tag am besten. Wenn Sie Shiokara essen möchten, dann wählen Sie ein Produkt mit niedrigem Salzgehalt. Auch bei Tsukemono wie den in Reiskleie eingelegten *Nukazuke* sollte man den Salzanteil reduzieren, um die Fermentation zu beschleunigen.

Es ist allgemein bekannt, dass man bei metabolischem Syndrom darauf achten soll, nicht zu viel Kalorien und Cholesterin aufzunehmen, und dass die Blutdruck- und Blutzuckerwerte, die als Grundlage für die Diagnose herangezogen werden, in engem Zusammenhang mit erhöhtem Salz- und Zuckerkonsum stehen. Deshalb sollten Sie in Zukunft Ihren Salz- und Zuckerkonsum aufmerksam kontrollieren.

Kalzium im Gehen ergänzen

Wenn man seine Knochen stark machen will, funktioniert das nicht, auch wenn man noch so viel Kalzium zuführt. Obwohl Astronauten, die lange Zeit schwerelos im Raumschiff verbringen, ein Mehrfaches der Kalziummenge von normalen Menschen zu sich nehmen, leiden sie unter Osteoporose, wenn sie zur Erde zurückkehren; denn sie machen keinen Sport unter Einfluss der Schwerkraft.

Unter solchen Bedingungen werden die Knochen immer schwächer. Um die Knochen zu stärken, empfehle ich, mehr zu gehen als der durchschnittliche Mensch und so die Knochen durch die Schwerkraft zu belasten. Dadurch nimmt der Kalziumanteil im Inneren der Knochen rasch zu. Natürlich ist es möglich, dass bei schlimmen Hungerzuständen oder wenn man im Sommer eine Menge Wasser trinkt, Kalzium zusammen mit Natrium im Urin ausgeschieden wird und es so zu einem Kalziummangel kommt. Das ist aber äußerst selten.

Hier stellt sich die Frage, warum der Kalziumgehalt der Knochen bei fortschreitendem Alter abnimmt. Unsere Knochen sind ein Ort, an dem Kalzium gespeichert wird wie Geld in einer Bank. Wenn der Kalziumgehalt im Blut aber abnimmt, hat das zur Folge, dass ständig Kalzium aus den Knochen verwendet wird. Bei richtiger Ernährung müsste allerdings das dabei aufgenommene Kalzium reichen, damit sowohl das Kalzium im Blut als auch das Kalzium in den Knochen den festen Wert bewahren, der durch ein Ionen-Gleichgewicht vorgegeben ist. Wenn die Knochen trotzdem spröde werden, mag das an Bewegungsmangel liegen. Die Tatsache, dass die Knochen bei älteren Menschen immer spröder werden, hängt damit zusammen, dass sie sich mit fortschreitendem Alter immer weniger bewegen. Ein weiterer Grund dafür ist das Nachlassen der Hormonproduktion.

Sowohl das weibliche als auch das männliche Sexualhormon haben ursprünglich die Funktion der Proteinassimilation, durch die Knochen und Muskeln gestärkt werden. Während das männliche Sexualhormon noch bis zum Alter von fast 80 Jahren in ähnlicher Menge sekretiert wird wie in jungen Jahren, beginnt die Produktion des weiblichen Sexualhormons etwa im Alter von 25 Jahren abzunehmen und kommt mit dem Einsetzen der Menopause mit etwa 50 vollständig zum Erliegen.

Wenn es keine Sexualhormone mehr gibt, können sie den Körper natürlich nicht mehr unterstützen, und der Körper beginnt dann das Ersatzhormon Androgen zu bilden. Bei Androgen handelt es sich um ein männliches Sexualhormon, das von den Nebennieren, einer kleinen Drüse auf den Nieren, sekretiert wird. Es gleicht den Mangel an weiblichem Sexualhormon aus, wird aber nur in kleiner Menge produziert. Deshalb haben die Knochen nicht mehr genügend Kalzium.

Weil ältere Menschen außerdem die Tendenz haben, immer weniger zu Fuß zu gehen, verschlimmert sich der Kalziummangel, und Knie und Hüften beginnen zu schmerzen. Wer, wenn es schmerzt, deshalb noch weniger geht und irgendwann im Rollstuhl sitzt, gerät schließlich in einen Teufelskreis, denn die Knochen werden immer schwächer. Wenn aber jemand, der gewöhnlich nicht viel geht, plötzlich in den Bergen wandert, wird er Gelenkschmerzen bekommen. Deshalb ist es notwendig, sich das tägliche Gehen zur Gewohnheit zu machen.

Das biologische Alter meiner Knochen beträgt 28 Jahre, also fast 30 Jahre weniger als mein tatsächliches Lebensalter, aber das dürfte eine Gabe des Himmels sein, weil ich seit meiner Kindheit sehr gern zu Fuß gehe. Für das Auftreten von Osteoporose in höherem Alter spielt es eine große Rolle, wie viel man als Kind zu Fuß gegangen ist. Deshalb ist zu empfehlen, seine Kinder möglichst viel gehen zu lassen. Die Knochenfestigkeit während des ganzen Lebens hängt nämlich davon ab, wie gut man seine Beine und sein Kreuz in der Kindheit trainiert hat.

Wer nicht schön ist, ist nicht gesund

Seit ich mit einer Mahlzeit am Tag begonnen habe, sind ungefähr zehn Jahre vergangen. Nachdem ich einst ein Gewicht von 77 Kilo hatte, halte ich nun seit Jahren ein Gewicht von 62 Kilo und fühle ich mich bestens. An dieser Stelle möchte ich aber unbedingt erklären, dass es mir mit einer Mahlzeit am Tag nicht einfach um gute Gesundheit geht.

Selbstverständlich kann man Gesundheit nicht mit den Augen sehen. Und auch wenn man derzeit nicht krank ist und die medizinischen Diagnosewerte alle stimmen, lässt das noch nicht den Schluss zu, dass man gesund ist. In der Tat kommt es immer wieder vor, dass Personen, die sich bis gestern einer guten Gesundheit rühmen konnten, heute plötzlich von einer schweren Krankheit befallen werden.

Die Art von Gesundheit, um die es mir geht, hat nichts mit solchen medizinischen Fakten zu tun. Wahre Gesundheit zeigt sich aber auf jeden Fall im Aussehen. Wenn man in der äußeren Erscheinung, die sich in schöner Haut und schlanker Taille zeigt, Jugendlichkeit und Schönheit erreicht, so ist das meiner Meinung nach der höchste Zustand, den man als Lebewesen auf dieser Erde erreichen kann.

An dieser Stelle möchte ich kurz auf andere Lebewesen als den Menschen zu sprechen kommen. Im Einklang mit den Naturgesetzen wetteifern unter allen Lebewesen vor allem die männlichen Tiere von Geburt an um ein schönes Aussehen. Um ihre Spezies zu erhalten, sind die Männchen in der Natur so geschaffen, dass sie sich mit zahlreichen Weibchen einlassen können. So werden zum Beispiel bei den Hühnern die Hennen von vielen Hähnen umworben, während diese darauf aus sind, sich selbst unter vielen Hähnen erwählen zu lassen. Mit anderen Worten, weil die natürliche Auslese die Männchen betrifft, müssen sie mit einer deutlich erkennbaren Attraktivität beweisen, dass sie ganz gesund sind und optimale Zeugungskraft besitzen.

So sind Pfauenhähne für die Hennen umso attraktiver, je prächtiger die augenförmigen Muster auf ihren Schwanzfedern sind. Männliche Vögel, deren Gefieder nicht von Milben oder Parasiten befallen ist, beweisen das damit, dass ihr Federkleid sich in einem guten und schönen Zustand befindet. Indem sie zeigen, dass sie gesund sind und eine starke Zeugungskraft besitzen, wirken sie attraktiv auf die Weibchen. Mit anderen Worten ist es ein Naturgesetz, dass sie schön sein müssen, um bevorzugt zu werden. Man könnte auch sagen, dass alle Lebewesen auf der Erde durch Zurschaustellung ihrer Schönheit zum Ausdruck bringen wollen, wie gesund sie selbst sind.

Weil bei den Menschen das Prinzip von »ein Mann, eine Frau« gilt, tun sich die Männer mit dem Heiraten schwer. Damit die Wahl auf sie fällt, müssen sich die Frauen immer um ihre Schönheit kümmern. Doch auch wenn sie sich noch so sehr schminken oder Shapewear tragen, in dem Moment, wo sie ungeschminkt sind, müssen sie leider feststellen, dass die Männer fliehen wollen. Daher ist eine Schönheit gefragt, die von innen ausstrahlt. Weil sich in jüngster Zeit die Tendenz zur Ehelosigkeit oder zu später Heirat verstärkt, wird es sowohl für Männer als auch für Frauen schwierig, einen Partner zu finden, wenn sie nicht schön sind.

Die Schönheit, die mir vorschwebt, ist eine gesunde Schönheit. Wenn man ein gesundes Leben führt, zeigt sich das garantiert in der äußeren Erscheinung. Das ist für mich das oberste Ziel der Gesundheit.

KAPITEL 3

Wie sich Ihr Körper bei einer Mahlzeit am Tag verändert

Tagesablauf mit einer Mahlzeit am Tag: Der erste Tag mit einer Mahlzeit

Nun wollen wir endlich beginnen, ein Leben mit einer Mahlzeit am Tag zu realisieren. Da haben Sie sicher viele Fragen und Zweifel und sind jetzt ziemlich besorgt: Kann ich es mit leerem Magen überhaupt aushalten? Ist es nicht zu hart, den Appetit zu zügeln? Mit solchen Zweifeln dürfte man die neue Ernährungsweise nicht einmal einen Tag lang aushalten. Deshalb möchte ich Sie an dieser Stelle beruhigen und Ihnen medizinisch erklären, zu welchen tollen Veränderungen es von nun an in Ihrem Körper kommen wird, damit Sie unbesorgt ein neues Leben mit einer Mahlzeit am Tag führen können.

Wenn ich morgens nach dem Aufstehen einen schweren Magen und keinen Hunger habe, kaue ich ein Kaugummi. Man kann auch einen koffeinfreien Klettenwurzeltee trinken. Kaffee oder Tee sind schlecht, weil sie das Alkaloid Koffein enthalten. Alkaloide sind Gifte und reizen den Parasympathikus. Auf leeren Magen getrunken, können sie Übelkeit oder Schwindel verursachen. Es kommt immer wieder vor, dass Frauen in der Rushhour ohnmächtig werden. Bei den meisten von ihnen ist die Ursache ein plötzliches Abfallen des Blutzuckerspiegels, weil sie auf leeren Magen Kaffee getrunken haben.

Wenn Sie das Gefühl eines leeren Magens nicht aushalten können, ist es in Ordnung, etwas Gebäck oder Saft zu sich zu nehmen, denn das gilt nicht als richtige Mahlzeit. Das ist typisch für die »Nagumo-Schule«, in der es nicht zu streng zugeht.

Nehmen Sie kein Mittagessen lediglich aus Gewohnheit zu sich! Wenn Ihr Magen laut knurrt, können Sie auch essen. Es gibt aber eigentlich keinen Grund, zusammen mit allen Kollegen in die Kantine zu gehen, nur weil Mittag ist. Die Mittagspause können Sie auch damit verbringen, Musik zu hören, ein Buch zu lesen oder einen Blog zu schreiben. Wenn man mittags zu viel isst, wird man schläfrig, weil der Blutzucker sofort ansteigt. Tatsächlich führt während dieser Zeit die sogenannte Zuckertoxizität dazu, dass der Zucker sich im Blut mit Proteinen verbindet, die Zellen an der Innenwand der Blutgefäße beschädigt und die Adern verstopft werden.

Wenn man dann starken Kaffee trinkt oder zur Zigarette greift, um die Schläfrigkeit zu überwinden, so treibt das die Arteriosklerose weiter voran. Damit lädt man geradewegs das

»tödliche Quartett« (eine andere Bezeichnung für das metabolische Syndrom) ein. Will man nicht schläfrig werden, sollte man lieber auf das Mittagessen verzichten.

Wenn es dann drei Uhr wird, braucht man etwas zu knabbern und holt sich etwas, falls es in der Pausenecke der Firma mitgebrachte Kekse, Schokolade oder Reiscracker gibt. Sie sollten sich aber klarmachen, dass es sich dabei um Gebäck aus Mehl und Zucker handelt, das als Geschenk oder Reisemitbringsel in den Handel kommt. Weil jedes einzelne Stück davon durch Antioxidationsmittel und Verpackung haltbar gemacht wird, sind das Sachen, die lange im Kiosk am Flughafen oder im Bahnhof herumliegen und nicht gleich verzehrt werden müssen, sondern dann, wann man möchte.

Fragen Sie sich, und antworten Sie doch einmal selbst: Kaufen Sie eine Gebäckmischung für knappe 10 Euro, um sie selbst zu essen? Kaufen Sie eine Schachtel mit einer Reiscrackermischung für sich selber? Oder kaufen Sie eine Schachtel Macadamianüsse in Schokolade für den eigenen Genuss? Auch wenn man in ganz Japan in den rund um die Uhr geöffneten »Convenience Stores« (kleine Läden für den täglichen Bedarf) schon für weniger als einen Euro billige Schokolade oder abgepacktes Gebäck bekommt, dürften Sie wohl keine Lust haben, für so etwas Minderwertiges Geld auszugeben. Mit anderen Worten, diese ganzen als Mitbringsel verkauften Gebäcksorten sind eigentlich nichts, was Sie teuer bezahlen und selbst essen möchten. Trotzdem greifen die Leute immer wieder zu solchen Dingen und werden davon dick; und um das Fett dann wieder aufzulösen und abzunehmen, geben Sie für den Schönheitssalon oder das Fitnessstudio Geld aus. Welch sinnlose Verschwendung!

Wenn mir selbst solches Gebäck vor Augen kommt, beachte ich es nicht. Ich muss aber gestehen, dass ich manchmal doch aus Neugier wissen will, wie es schmeckt. In solchen Augenblicken kann ich mich nicht beherrschen und schiebe mir etwas in den Mund. Nach zwei- oder dreimaligem Kauen merke ich: »Ach so, so schmeckt das also. Nicht besonders lecker, da schmeckt mir *Takuan* (gelbe Rettich-Pickles) doch viel besser!« Weil es ausgesprochen dumm wäre, solches Zeug zu essen, um dadurch schneller dick und alt zu werden, spucke ich es in einen Abfallbehälter, wenn gerade niemand zuschaut. Das nenne ich »Gebäckverkostung«. Im Allgemeinen denkt man bei Verkostung an Wein, aber wenn man ein paar Gläser verschiedener Sorten Wein trinken würde, bekäme man einen Rausch und könnte nichts mehr schmecken. Deshalb lassen die Weinverkoster bei der Bewertung von Geschmack und Aroma einen Schluck Wein im Mund, ohne ihn zu trinken, sondern um ihn zuletzt wieder auszuspucken.

Wenn man saisonales Gemüse oder frischen Fisch nicht schnell verzehrt, verdirbt das Produkt. Man genießt solche Lebensmittel gerne, aber Gebäck mit Antioxidationsmitteln ist nicht so wertvoll, dass es in den Magen gelangen sollte.

Nun ist es endlich Abend geworden. Knurrt Ihr Magen nicht laut? Was, er knurrt noch nicht? Dann brauchen Sie auch nicht zu Abend zu essen. In der Zeit unmittelbar nach dem Zweiten Weltkrieg – nun wissen Sie, wie alt ich bin – gab es nichts zu essen, um den Bauch zu füllen, auch wenn er noch so knurrte. Um etwas zu sich zu nehmen, war alles recht, sogar die Stängel von Süßkartoffeln oder ihr Saatgut. Auch in meiner Kindheit war das Essen nicht besonders lecker, sondern füllte in der Not einfach den Magen, damit man überleben konnte. So wiederholte sich die 170 000-jährige Geschichte der Menschheit im Knurren des leeren Magens.

Die verborgenen Wirkungen eines knurrenden Magens

Nun möchte ich erklären, warum der Magen knurrt, wenn er leer ist, und auf die Geheimnisse und Wirkungen eines leeren Magens zu sprechen kommen.

1. Motilin – die erste Reaktion nach der Umstellung auf eine Mahlzeit am Tag

Wissen Sie, warum Schwangere bei morgendlicher Übelkeit während der Schwangerschaft einen Brechreiz empfinden? Aufgabe des Mundes ist es, alle möglichen Nährstoffe aufzunehmen. Alles Essbare wird geschluckt, auch wenn es leicht verdorben ist oder schwach toxische Substanzen enthält. Im Allgemeinen hat das keine Folgen, aber während der Schwangerschaft befindet sich der kostbare Fötus im Mutterleib. Da dieser über keine Widerstandskraft verfügt, kann es zu großen Problemen wie zu Fehlgeburten oder Missbildungen führen, wenn Gift in den Körper der Mutter gelangt. Deshalb reagiert der Körper extrem empfindlich auf äußere Feinde wie Giftstoffe oder Bakterien. Selbst wenn zum Beispiel gekochter Reis oder Fisch nur leicht verdorben riechen, reagiert der Körper mit Brechreiz, um den Fötus zu schützen.

Im Allgemeinen klagt Ihr Magen ständig: »Hunger, Hunger. Schnell was zu essen!« Wenn dann kein Essen kommt, sendet er Ihnen so das Signal für einen leeren Magen, weil Sie ihn nicht beachtet haben. Der Mensch besitzt wie alle Säugetiere am Eingang des Dünndarms einen Sensor, der dort auf Nahrung wartet. Wenn Sie mit einer Mahlzeit am Tag begonnen haben und ewig lange kein Essen dort ankommt, sekretiert der Dünndarm umgehend das Verdauungshormon Motilin. Motilin bewirkt, dass der Magen schrumpft und die Nahrung, die vielleicht noch im Magen zurückgeblieben ist, in den Dünndarm abtransportiert wird. Dies kann man als »Schrumpfung bei leerem Magen« bezeichnen.

2. Ghrelin – das Hormon des hungrigen Magens

Was soll nun als Nächstes geschehen, wenn kein Essen mehr kommt, auch wenn der Magen durch Motilin geleert wird? Dann muss man dem Magen etwas zu essen geben. In diesem Zustand schüttet der Magen, der gemerkt hat, dass er leer ist, das Hormon Ghrelin aus. Dieses Wort ist ein Akronym der englischen Wörter »growth hormone release inducing« (Wachstumshormonfreisetzung einleitend). Ghrelin wird von der durch einen leeren Magen stimulierten Magenschleimhaut abgesondert und hat die Aufgabe, den Hypothalamus im Gehirn anzuregen und den Appetit zu wecken. Gleichzeitig stimuliert Ghrelin auch die Hypophyse zur Produktion des Wachstumshormons.

Das Wachstumshormon wird auch als Verjüngungshormon bezeichnet. Mit anderen Worten, bei Hunger und leerem Magen macht Sie dieses Wachstumshormon immer attraktiver. Auch wenn der Magen knurrt, sollten Sie nicht schnell etwas essen, sondern eine Zeitlang die verjüngende Wirkung des Wachstumshormons genießen.

3. Die Regeneration der Gene im Körper beginnt

Wenn der Magen knurrt, werden Sie außerdem von einer wunderbaren Lebenskraft durchströmt – von dem Gen Sirtuin. Wie bereits erklärt, wurde in allen Tierversuchen nachgewiesen, dass die Lebensdauer sich um das 1,5-Fache verlängert, wenn man die Nahrungszufuhr um 40 Prozent verringert. Die übliche Bezeichnung für dieses Gen lautete »Gen der Lebensverlängerung« oder auch »Gen des langen Lebens«.

Damit dieses Gen allerdings seine Wirkung entfaltet, muss eine bestimmte Bedingung erfüllt sein – ein leerer Magen. Da dieses Gen nur dann aktiv wird, wenn ein hungriger Magen knurrt, schlummert es gewöhnlich ungenutzt vor sich hin. Bringen wir also mit einer Mahlzeit am Tag den Magen zum Knurren! Dann scannt das Gen Sirtuin umgehend alle Gene im Körper und repariert unverzüglich die beschädigten Stellen. Abnormitäten der Gene sind angeblich die Ursache für Alterung und Krebs. Mit einer Mahlzeit am Tag können wir uns verjüngen und gegen Krebs vorbeugen.

4. Das Superhormon sorgt für die Fettverbrennung

Wie reagiert der Körper, wenn er keine Nahrung bekommt, obwohl der Magen leer ist? Dann wird das im Bauch gespeicherte Depotfett chemisch aufgespalten und zur Ernährung genutzt. Weil es sich beim Depotfett um einen Notfallbrennstoff handelt, der ursprünglich für den Winterschlaf gespeichert wurde, wird es unter normalen Umständen nicht verbrannt. Vorzugsweise wird der Zucker Glykogen aus den Muskeln verbraucht, weshalb der Blutzuckerspiegel nach sportlicher Betätigung sinkt. Das macht hungrig, und man muss etwas essen. Daraufhin wird einerseits Insulin sekretiert und andererseits Depotfett gespeichert. Auf diese Weise gerät man in die Abwärtsspirale des metabolischen Syndroms.

Mit einer Mahlzeit am Tag nimmt auf jeden Fall der Bauch ab, Depotfett wird verbrannt, und die Taille wird garantiert schlanker. Zusätzlich bilden die Fettzellen dann noch ein

Wunderhormon namens Adiponektin. An früherer Stelle habe ich bereits erklärt, dass bei der Fettverbrennung eine Art »Ruß« entsteht, der die Innenwände der Blutgefäße beschädigt und Arteriosklerose verursacht. Die gute Nachricht ist allerdings, dass man herausgefunden hat, dass dabei ein Hormon, das gegen Arteriosklerose vorbeugt und die Blutgefäße reinigt, gebildet wird. Das ist das Hormon Adiponektin.

Dieses Hormon mag noch so viel arbeiten, wenn Sie ordentlich futtern und Ihr Depotfett zunimmt, sagt es sich aber: »Selbst wenn ich noch mehr mache, bringt es doch nichts!«, und stellt schließlich seine Aktivität ein. Aus diesem Grund werden dicke Leute immer dicker, denn dieses Hormon ist bei Dicken nicht besonders wirksam. Wenn Sie dagegen mit einer Mahlzeit am Tag abnehmen, wird Adiponektin sehr aktiv. Es sorgt für die Reinigung der Adern und Ihre Verjüngung.

Nach Umstellung auf eine Mahlzeit am Tag wird das »Schlankheitshormon« sekretiert

Wir alle nehmen Essen zu uns, aber was passiert, wenn wir zu viel essen? Dann haben wir keine Lust mehr, uns zu bewegen. In dieser Situation ist eine Reaktion erforderlich, durch die der Appetit bei vollem Magen unterdrückt wird.

Dafür ist das Hormon Leptin zuständig. Leptin wird in den Fettzellen gebildet. 20 bis 30 Minuten nach Beginn einer Mahlzeit wird es abgesondert, um ans Gehirn zu melden, dass der Bauch gefüllt ist. Deshalb wird es auch als Sättigungshormon bezeichnet, und weil es den Appetit zügelt, damit wir nicht zu viel essen und zunehmen, heißt es auch »Schlankheitshormon«. Wenn wir satt sind, wird reichlich Leptin sekretiert, um den Appetit zu unterdrücken. Wenn man aber übergewichtig wird und auch lange Zeit übergewichtig bleibt, werden bestimmte Nervenbahnen blockiert, und die appetitbremsende Wirkung von Leptin lässt nach.

Wenn man in diesem Zustand eine Diät macht, sinkt die Leptinsekretion schlagartig, und der Appetit lässt sich immer weniger kontrollieren. Deshalb kommt es zum bekannten Jojo-Effekt (»rebound«). Um das zu verhindern, sollten wir uns eine Mahlzeit am Tag zur Gewohnheit machen, damit sich die Leptinproduktion normalisiert und die Rezeptivität des Organismus wiederhergestellt wird. Weil anschließend die Appetitbremse durch Leptin wieder funktioniert, wenn wir ein wenig essen, wird es einfach, bei einer Mahlzeit am Tag zu bleiben. Wenn Ihr Gewicht auf diese Weise zusehends abnimmt, wird es Ihnen Freude machen, mit einer Mahlzeit am Tag zu leben.

Fragt man sich, warum das Lernen in der Schule nicht interessant ist, so wohl deshalb, weil man in vielen Fällen das Ergebnis seines Fleißes nicht zu sehen bekommt. Und außerdem kommt es immer wieder auch vor, dass Schüler während des Unterrichts einschlafen und gescholten werden, nachdem sie die ganze Nacht hindurch gebüffelt haben.

Dagegen sind Diäten ehrlich. Wenn man nichts isst, nimmt man garantiert ab. Steigen Sie am dritten Tag, nachdem Sie begonnen haben, nur noch ein Mal am Tag zu essen, auf die Waage und lesen Sie die Anzeige ab: Sie werden garantiert ein bis zwei Kilo abgenommen haben. Und auch die überflüssige Fettschicht um die Taille ist schon etwas dünner.

Wenn Sie den Lohn Ihrer Bemühungen schon drei Tage, nachdem Sie mit Ihrer Umstellung auf diese neue Ernährungsweise angefangen haben, am eigenen Leib erfahren, werden Sie bestimmt zum begeisterten Anhänger dieser Lebensweise. Aber Sie wissen dann noch nicht, wie fantastisch das Leben mit einer Mahlzeit am Tag wirklich sein kann. Im Folgenden werde ich auf den Kern der Sache zu sprechen kommen.

Weitere Wirkungen außer der schnellen Reduzierung des Körpergewichts

Nach der ersten Woche mit einer Mahlzeit am Tag sollten Sie zuerst einmal an Ihren Füßen riechen. Wenn Sie bisher am metabolischen Syndrom gelitten haben, dürfte Ihr Körpergeruch ziemlich stark sein. Doch in nur einer Woche mit einer Mahlzeit am Tag sollte er fast ganz verschwunden sein. Körpergeruch kommt von fettigem Schweiß, den die Talgdrüsen absondern. Dieser Schweiß entsteht häufig in den Achselhöhlen oder an den Fußsohlen. Aber nicht nur der Schweiß verursacht einen unangenehmen Geruch, sondern auch bestimmte Bakterienarten (wie Staphylokokken u.a.), die sich an jenen Körperstellen stark vermehren.

Wenn man anfängt, eine Mahlzeit am Tag zu essen, nimmt der Bauchumfang ab, und der Cholesterinspiegel beginnt zu sinken. Cholesterin ist das Ausgangsmaterial für die männlichen Sexualhormone. Zu viel Cholesterin führt dazu, dass die Nebennieren größere Mengen des männlichen Hormons Androgen absondern. Androgen wird auch als »Kampfhormon« oder »Fluchthormon« bezeichnet; das bedeutet, dass in Stresssituationen mehr Androgen sekretiert wird. Weil eine erhöhte Absonderung männlicher Sexualhormone die Hautfettbildung verstärkt, nimmt bei Stress der Fettanteil in der Haut zu, und das kann Pickel, Körpergeruch, Schuppen oder Haarausfall verursachen. Wenn Cholesterin als der eigentliche Verursacher abnimmt, werden natürlich auch Körpergeruch oder Pickel verschwinden.

Eine Mahlzeit am Tag bewirkt also nicht nur, dass Sie abnehmen, sondern auch, dass Ihre Haut schön wird und der Körpergeruch verschwindet. Wenn bei einer Mahlzeit am Tag weniger Androgen abgesondert wird, verringert sich ferner das Risiko von Brustkrebs oder Prostatakrebs, weil das durch Sexualhormone verursachte Krebswachstum abnimmt. Als männliches Sexualhormon bewirkt Androgen außerdem, dass die Haut dunkler und der Haarwuchs stärker wird. Wenn Frauen nach der Menopause über fahle Haut, Falten oder verstärkten Flaum- bzw. Haarwuchs klagen, hilft eine Mahlzeit am Tag wirksam bei solchen Stoffwechselstörungen. Eine Mahlzeit am Tag schützt auch vor Glatzenbildung in jüngeren Jahren.

Wie ich gerade dargelegt habe, sorgt das »Haarwuchshormon« Androgen für verstärkten Haarwuchs. Folglich dürften einige Leser wohl denken, dass der Haarwuchs abnehmen müsste, wenn weniger Androgen abgesondert wird. So ist zum Beispiel bei den Tieren die üppige Mähne des männlichen Löwen auf die Wirkung des männlichen Sexualhormons zurückzuführen. Wenn die Mähne jedoch ins Gesicht wachsen würde, wäre es für den Löwen schwierig, nach vorne zu schauen und potenzielle Angreifer zu bemerken. Doch an den Haarwurzeln im Stirnbereich gibt es ein »Wechselhormon«, durch welches das männliche Sexualhormon, also das »Haarwuchshormon«, zu einem Hormon für schwachen Haarwuchs wird. Darin zeigt sich ein evolutionärer Fortschritt im Tierreich. Dass es bei Stress zu Haarausfall kommt, erklärt sich dadurch, dass Androgen, das bei Stress verstärkt ausgeschüttet wird, durch das »Wechselhormon« zu einem Hormon für schwachen Haarwuchs wird.

Wenn Leute, die eine Mahlzeit am Tag lediglich für eine effektive Diätmethode halten, erfahren, dass diese Methode auch verjüngend wirkt, vor Krebs schützt und Körpergeruch verhindert, werden sie sicherlich staunen. Noch erstaunlicher ist aber die Tatsache, dass eine Mahlzeit am Tag auch verjüngend auf das Gehirn wirkt. Bekanntlich hört das Wachstum des Gehirns, genauer gesagt die Steigerung der Anzahl der Gehirnzellen, im Kindesalter auf. Anschließend verlieren wir im Verlauf des Alterungsprozesses laufend Gehirnzellen. Wenn wir schließlich im Alter vergesslich werden, fragen wir uns besorgt, ob das nicht die ersten Anzeichen von Demenz sind.

Allerdings hat die medizinische Forschung in jüngster Zeit den Nachweis erbracht, dass sich Gehirnzellen, die eigentlich

nicht regeneriert werden, unter bestimmten Bedingungen erneuern können. Die Bedingungen dafür sind »Hunger und
Kälte«. Bis zum heutigen Tag war die Menschheit immer wieder vom Untergang bedroht. In solchen Situationen konnte
nur überleben, wer die Kraft besaß, Hunger und Kälte auszu-
halten. In der Evolution der Menschheit wurde es sogar möglich, Gehirnzellen zu regenerieren, obwohl das lange für unmöglich gehalten wurde. Der sogenannte Hippocampus, der
zu den evolutionär ältesten Strukturen des Gehirns gehört
und unter anderem die menschlichen Emotionen steuert, ist
maßgeblich an der Verjüngung des Gehirns beteiligt.

KAPITEL 4

Eine Mahlzeit am Tag
zur Gewohnheit machen

Nach dem Essen sofort ins Bett

Nach dem bisher Dargelegten werden Sie sich vorstellen können, wie Ihr Leben mit einer Mahlzeit am Tag verläuft.

Im Folgenden möchte ich Ihnen im Hinblick auf Gesundheit und Verjüngung verschiedene Methoden vorstellen, mit denen Sie Ihre neue Lebensweise vervollkommnen können. Die erste Methode ist: »Früh zu Bett, früh aufstehen.« Gewöhnlich beende ich die Arbeit in meiner Klinik abends um 6 Uhr. Wenn ich dann nichts mehr vorhabe, gehe ich direkt nach Hause und nehme dort zuerst ein Bad. Wenn ich anschließend zu Abend gegessen habe, werde ich automatisch schläfrig. Und wenn ich mich dann ins Bett lege, schlafe ich nach drei Sekunden ein.

Unser Körper ist von Natur aus so eingerichtet, dass sich die Zeit nach dem Essen am besten zum Schlafen eignet. In Übereinstimmung mit diesem Timing zu schlafen ist auch der schnellste Weg zu einem tiefen Schlaf. Es entspricht ganz einfach einem äußerst gesunden, natürlichen Rhythmus, wie alle Tiere »zu schlafen, wenn man gegessen hat«. Richtet man sich nicht nach diesem Timing, führt das dazu, dass man in tiefer Nacht nach 24 Uhr nicht mehr gut einschlafen kann. Wie ich noch erklären werde, verpasst man dann nämlich die für Gesundheit und Verjüngung beste »goldene Zeit«.

Allerdings hört man oft: »Nach dem Essen gleich zu schlafen ist ungesund.« Oder auch: »Wird man nicht dick, wenn man nach dem Essen gleich schlafen geht?« Doch da brauchen Sie sich keine Sorgen zu machen. Während des Schlafes in der goldenen Zeit wird reichlich Wachstumshormon sekretiert und Depotfett verbrannt.

Die wichtigsten drei unter den Gesundheits- und Verjüngungsmethoden, die ich Ihnen allen empfehlen möchte, sind: leerer Magen, ganzheitliche Ernährung und guter Schlaf. Dass bei leerem Magen die Gene der Lebenskraft (bzw. des langen Lebens) aktiv werden, war das bisherige Thema dieses Buchs. Sie dürften auch verstanden haben, wie wichtig eine ganzheitliche Ernährung, bei der man die ganzen Lebensmittel isst, für die Gesundheit ist. Im Folgenden werde ich Ihnen die Wirkungen eines guten Schlafs auf Gesundheit und Verjüngung erklären.

Die »goldene Zeit« für Verjüngung

In den USA, der unverändert führenden Nation der Welt, hat man vor etwa 20 Jahren entdeckt, dass das Wachstumshormon ein Verjüngungsmittel ist. Deshalb entstand unter den Menschen, die auf Verjüngung hofften, der Trend, sich Wachstumshormone spritzen zu lassen. Aber wissen Sie, dass Sie selbst so viele Wachstumshormone produzieren können, wie Sie wollen, auch ohne sie sich für teures Geld extra spritzen zu lassen? Das Wachstumshormon wird nämlich während des Schlafs abgesondert. Aber es ist keineswegs so, dass dies jederzeit während des Schlafs geschieht. Die goldene Zeit für die Produktion des Wachstumshormons ist von 22 Uhr abends bis 2 Uhr in der Nacht.

Sie alle wissen sicher, dass es im Schlaf REM- und Non-REM-Phasen gibt. Wenn man bei Tagesanbruch die Augen eines schlafenden Säuglings aufmerksam beobachtet, kann man erkennen, dass sich die Augen unter den geschlossenen Lidern im Kreis drehen. Das nennt man »Rapid Eye Movement«, und die Abkürzung REM wird aus den drei Anfangsbuchstaben gebildet. Während des REM-Schlafs ist das Gehirn wach. In dieser Schlafphase hat man Träume und dreht sich alle 30 bis 60 Minuten im Bett. Dadurch verliert der Körper seine Müdigkeit, aber weil das Gehirn sich immer im Wachzustand befindet, könnte man auch sagen, dass der REM-Schlaf im Grunde überflüssig ist. Wenn man nach zu langem Schlaf ganz kaputt ist, hat das mit dem REM-Schlaf zu tun.

Dagegen ist der Zustand, in dem sich das Gehirn wirklich ausruht, der Non-REM-Schlaf. Der Schlaf von Kindern ist fast ausschließlich Non-REM-Schlaf, und weil währenddessen große Mengen an Wachstumshormon produziert werden, kommt es zu verstärktem Wachstum, denn »schlafende Kinder wachsen«, wie man richtig sagt. Bei Erwachsenen nimmt der Non-REM-Schlaf nach abgeschlossenem Wachstum allmählich ab. Aber trotzdem wechseln auch bei Erwachsenen jede Stunde REM-Phasen und Non-REM-Phasen ab. Besonders zu Beginn des Schlafs zwischen 22 Uhr abends und 2 Uhr nachts befindet man sich fast ausschließlich im Non-REM-Schlaf, während sich gegen Morgen der Anteil der REM-Phasen erhöht.

Um zu wachsen, befinden sich Kinder in der Nacht fast nur im Non-REM-Schlaf, aber je älter man als Erwachsener wird, desto schwieriger wird es, im Schlaf Non-REM-Phasen zu haben. Schon allein aus diesem Grund ist der Non-REM-Schlaf in der kostbaren »goldenen Zeit« nach dem Einschlafen so wichtig.

Warum Bären nach dem Erwachen aus dem Winterschlaf sofort aufstehen können

Wie bereits erwähnt, überwintern die Tiere, die Winterschlaf halten, indem sie Depotfett verbrennen. In dieser Zeit ist das Wachstumshormon aktiv, denn während des Winterschlafs sorgt eben dieses für die Verbrennung von Depotfett. Dadurch steigt die Körpertemperatur, und der Körper wird vor Kälte geschützt. Dass wir Menschen nachts schwitzen, ist ebenfalls auf die Aktivität des Wachstumshormons zurückzuführen.

Doch seine Aktivität ist nicht nur darauf beschränkt. Während des Schlafs findet nämlich die Proteinassimilation statt, durch welche die Muskeln gestärkt werden. Wie ist diese Funktion zu erklären? Denken Sie einmal an einen Bären nach dem Erwachen aus dem Winterschlaf. Da er sich während des Winters in seiner Höhle im Schlafzustand befindet, würden unter normalen Umständen seine Muskeln schwach werden, und er könnte nicht gleich aufstehen. Wenn er in einer solchen Situation von einem Feind angegriffen würde, könnte er nicht nur sich selbst, sondern auch seinen Nachwuchs nicht verteidigen.

Hier tritt nun die Proteinassimilationsfunktion des Wachstumshormons in Aktion, denn sie macht es möglich, die Muskeln während des Schlafs zu stärken. Wer in der goldenen Ruhezeit zwischen 22 Uhr abends und 2 Uhr in der Nacht gut schläft, braucht nicht zum Muskeltraining regelmäßig ins Fitnessstudio zu gehen und darf sogar erwarten, im Schlaf abzunehmen und die Muskeln zu stärken. Das Wachstumshormon erfüllt noch weitere Funktionen, zu denen auch die Verschönerung der Haut gehört.

In unserem Körper wird durch die UV-Strahlung tagsüber das Hormon Melatonin gebildet, das Falten oder Sommersprossen verursacht. Das während des Schlafs sekretierte Wachstumshormon nimmt jedoch das in der Haut gespeicherte Melatonin auf und sorgt so für eine Verschönerung der Haut. Man sagt ja auch oft: »Schlafmangel ist der größte Feind der Schönheit.« Außerdem gehört die Wundheilung zu den weiteren Funktionen des Wachstumshormons, das heißt, durch Raubbau an der Gesundheit verursachte Schäden an Luftröhre, Verdauungstrakt, Blutgefäßen und so weiter werden geheilt. In dieser Funktion hat das Wachstumshormon nicht nur verjüngende, sondern auch krebshemmende Wirkungen. Zu teuren Präparaten zu greifen ist daher völlig unnötig, denn das Wachstumshormon, das jeder umsonst bekommen kann, bietet noch mehr, was unsere Aufmerksamkeit verdient. Vielleicht falle ich Ihnen allmählich auf die Nerven, wenn ich Sie noch einmal daran erinnere, dass das Wachstumshormon nur in der Zeit von 22 Uhr abends bis 2 Uhr nachts sekretiert wird und als Hormon auf eine bestimmte Zeit eingestellt ist.

Durch die Morgensonne lässt sich die innere Uhr zurücksetzen

Wenn man sich längere Zeit in einer finsteren Höhle aufhält, weiß man nicht mehr, ob jetzt draußen Tag oder Nacht ist. Der Mensch verfügt ursprünglich über eine innere Uhr, die so eingestellt ist, dass er bei Sonnenaufgang aufwacht und bei Sonnenuntergang schläfrig wird. Diese innere Uhr befindet sich gewöhnlich in Übereinstimmung mit dem natürlichen Rhythmus und folgt daher dem Zyklus der Sonnenscheindauer.

Denn auch der Mensch ist Teil der Natur und lebt in enger Verbindung mit den Zyklen der Natur.

Allerdings stimmt diese innere Uhr nicht absolut genau mit den 24 Stunden des Tages, den 30 Tagen des Monats und den 365 Tagen des Jahres überein. So wie es alle vier Jahre ein Schaltjahr gibt, so ist es notwendig, die innere Uhr unseres Körpers immer wieder richtig einzustellen. Ich verrate Ihnen, wie das geht: Indem Sie sich dem Licht der aufgehenden Sonne aussetzen, wird die innere Uhr zurückgesetzt. Deshalb öffne ich nach dem Aufwachen zuerst den Vorhang, um mich, einer altjapanischen Sitte aus früheren Zeiten folgend, der Sonne zuzuwenden und sie mit zusammengelegten Händen zu begrüßen. Wenn man so im ersten Licht der Morgensonne badet, macht es im Kopf deutlich »klick« (das soll natürlich ein Scherz sein!), und die innere Uhr wird wieder richtig eingestellt. Der Tagesrhythmus der Körperzyklen ist damit geregelt und das System der inneren Sekretion, das heißt die Funktionen der Hormone und der Nerven, neu justiert.

Was geschieht dabei im Gehirn? Das Schlafhormon Melatonin wird durch das Licht der Morgensonne in das Glückshormon Serotonin umgewandelt. Und weil dadurch die Menge des im Körper vorhandenen Serotonins plötzlich zunimmt, wird man den ganzen Tag in guter und glücklicher Stimmung verbringen. Die Menschen in früheren Zeiten, die sich die Verehrung der aufgehenden Sonne zur Gewohnheit gemacht hatten, haben diese Dinge bestimmt aus ihrer Erfahrung mit dem Körper begriffen.

Wenn dann der Abend kommt, wird das viele Serotonin wieder in das Schlafhormon umgewandelt. Melatonin sorgt für guten Schlaf und regelt den Rhythmus des frühen Schlafens und frühen Aufstehens. Wenn Sie zum Beispiel um Mitternacht in einem völlig dunklen Zimmer schlafen und plötzlich die Augen aufschlagen, weil sie von grellem Licht getroffen wurden, wird Ihre innere Uhr natürlich davon beeinflusst. Verlassen Sie dann zu dieser Zeit das Bett, ist am folgenden Abend für Sie Schlafenszeit, obwohl es in Wirklichkeit draußen noch hell ist. Das bedeutet, dass Ihr Verhalten nicht mehr mit der inneren Uhr übereinstimmt. Darauf fragt sich das Gehirn: »Nanu! Ist das nicht seltsam?«, und gerät in Verwirrung. Von da an ist das Gleichgewicht des Hormonhaushalts oder des vegetativen Nervensystems gestört, und man fühlt sich schlecht.

Der sogenannte Jetlag entspricht genau einem solchen Zustand. Wenn man sich in der Welt umschaut, stellt man fest, dass vor allem in jüngster Zeit eine zunehmende Zahl von Menschen über schlechte körperliche Verfassung klagt, über eine Art von Dauer-Jetlag, in dem die innere Uhr nie mehr richtig eingestellt ist. Kehrt man von einer Auslandsreise zurück, kann man in ein paar Tagen zum Normalzustand zurückfinden, wenn man sein Leben nach der lokalen Zeit richtet, indem man mit dem Sonnenaufgang aufsteht und bei Dunkelheit schlafen geht. Denn die innere Uhr wird durch die Morgensonne zurückgesetzt. Menschen, die unter Störungen des vegetativen Nervensystems leiden, empfehle ich dringend, die

Morgensonne respektvoll zu begrüßen, damit die innere Uhr wieder richtig eingestellt wird.

Tatsächlich wird das im therapeutischen Bereich bei der sogenannten Lichttherapie genutzt, denn wenn man sich dem Licht der Sonne aussetzt, wird das Glückshormon Serotonin produziert. Dabei werden Patienten mit Depression oder ähnlichen Problemen dem hellen Licht einer Lampe, das mit Sonnenlicht vergleichbar ist, ausgesetzt. Diese Therapieform hat nicht nur bei Depressionen positive Wirkungen, sondern auch bei Problemen wie Schlafstörungen, Schulverweigerung, Beschwerden in den Wechseljahren oder unregelmäßiger Menstruation, und sie wird auch bei neurologischen Behandlungen eingesetzt. Wir sehen also, welch großen Einfluss das Sonnenlicht auf die menschliche Gesundheit hat. Deshalb sollten wir im Leben bewusster auf den Segen der Sonne achten, denn ohne Sonnenlicht gäbe es keine Feldfrüchte, und seine Bedeutung für die menschliche Gesundheit ist immens.

Ein Trick, um ganz wach zu werden

Die Zahl der Morgenmuffel scheint groß zu sein, aber ich verrate Ihnen einen Trick, wie Sie früh aufstehen und gleich ganz wach werden können. Im Tiefschlaf träumen wir nicht, und ich habe bereits erwähnt, dass es sich dabei um Non-REM-Schlaf handelt. Auf die Non-REM-Phase folgt die REM-Phase. Weil das Gehirn wieder auf Volltouren arbeitet, wenn wir länger als drei Stunden geruht haben, schläft man in der REM-Phase leicht, träumt und dreht sich zwischendurch immer wieder auf die andere Seite. Das ist ein guter Zeitpunkt, um aufzustehen: Wenn man beim Aufwachen denkt: »Ah, ich habe geträumt«, oder die Augen aufschlägt, wenn man sich im Bett gedreht hat, ist es Zeit, kurz entschlossen aufzustehen.

Übrigens, wenn es bei mir vorkommt, dass ich bei Tagesanbruch träume und dann die Augen aufschlage, sage ich mir: »Schnell, schnell auf die Toilette!« Wenn ich mich so beeile, um die Blase zu leeren, gelingt es mir, auf einen Schlag wach zu werden. Und wenn ich dann schon einmal wach bin, gehe ich gleich an meinen Schreibtisch und beginne, meine Mails zu lesen oder nach einem Blick auf die vor dem Einschlafen notierten Ideen an einem angefangenen Manuskript weiterzuschreiben.

Im Allgemeinen fange ich um 4 Uhr in der Früh an. Nachdem ich zwei Stunden gearbeitet habe, wird es 6 Uhr, und die Nacht macht — natürlich von der Jahreszeit abhängig — der Morgendämmerung Platz. Wenn der Himmel klar ist, begrüße ich auf jeden Fall die aufgehende Sonne. In meinem Schlafzimmer habe ich einen dünnen Vorhang, damit die Morgensonne hereinscheinen kann und das Sonnenlicht nicht durch einen dicken Vorhang verdeckt wird. Wenn ich noch schlafe, wache ich mit der Natur auf, sobald die Sonne hereinscheint, und auch bei der Arbeit kann ich so den Sonnenaufgang sehen.

Wollte ich am Morgen auf die letzte Minute zur Arbeit in meiner Klinik ankommen, würde ich im morgendlichen Verkehrschaos stecken bleiben. Deshalb verlasse ich spätestens um 7 Uhr das Haus und gehe zu Fuß in 20 bis 30 Minuten zur Arbeit. Dabei meide ich die großen Straßen mit viel Verkehr und suche mir Nebenstraßen, enge oder schattige Wege, möglichst ohne direktes Sonnenlicht. Weil es auf solchen Wegen mehr Grün und keine Autoabgase gibt, fühlt man sich unterwegs wohl.

Man sollte darauf achten, sich nicht dem direkten Sonnenlicht auszusetzen, um das UV-Licht zu meiden. Manche Leute behaupten, Sonnenbäder seien gut für die Gesundheit. Sicher wird ohne Sonnenlicht im Körper kein Vitamin D gebildet, und Vitamin-D-Mangel kann zu Rachitis und schwachen Knochen führen.

Tatsächlich reicht es völlig aus, wenn die Fläche eines Zeigefingers zehn Minuten lang von der Sonne beschienen wird, damit im Körper genügend Vitamin D gebildet wird. Im normalen Leben ist es keinesfalls nötig, viel Sonnenlicht zu bekommen. Direktes Sonnenlicht beschleunigt vielmehr den Alterungsprozess. Da UV-Strahlung unter anderem zu Hautflecken und Krebs führen kann, sollten wir uns davor schützen.

Nach dem Aufstehen gleich Wasser zu trinken ist unnötig

Viele Menschen haben die Gewohnheit, morgens nach dem Aufstehen als Erstes Wasser, grünen Tee oder Kaffee zu trinken. Auch manche Ärzte empfehlen, morgens Wasser zuzuführen. Zur Begründung heißt es, dass man während der Nacht im Schlaf einen halben Liter Schweiß verliert und der Wasservorrat deshalb ergänzt werden muss. Und wenn man nicht genug Wasser aufnimmt, soll das Blut angeblich dick werden und schlechter fließen.

Allerdings ist es für Menschen, die morgens mit leicht geschwollenem Gesicht aufstehen, nicht notwendig, dem Körper unbedingt Wasser zuzuführen. Ich selbst trinke in der Regel morgens nichts, solange ich keinen trockenen Hals habe. Wie bereits erwähnt, kaue ich nach dem Aufstehen ein Kaugummi.

Der größte Teil des menschlichen Körpers besteht aus Wasser. Beim Wasseranteil des Körpers sind drei Arten zu unterscheiden: erstens die Blutflüssigkeit und zweitens das Zellwasser. Da die Menge an Blut und an Zellwasser auf Dauer festgelegt ist, kann es außer im Fall starker Dehydration nicht dazu kommen, dass das Blut dicker wird oder die Zellen austrocknen. Die dritte Art von Wasser im Körper ist die interstitielle Flüssigkeit zwischen den einzelnen Zellen. Überschüssiges Wasser wird in diesen Zwischenräumen gespeichert. Weil ein geschwollenes Gesicht auf einen Überschuss an interstitieller Flüssigkeit zurückzuführen ist, sollte man, bevor man Wasser trinkt, zuerst dafür sorgen, dass die Schwellung zurückgeht.

Um den Speichelfluss anzuregen, kaue ich zuerst ein Kaugummi, damit das Blut im Körper besser zirkuliert, der Lymphfluss sich verbessert und die während des Schlafs angesammelte interstitielle Flüssigkeit ins Blut zurückfließt. Weil der Speichel diverse Bakterien im Mundraum wegspült, verschwinden auch der Mundgeruch und die Verschleimung der Zähne. Der in den Hals fließende Speichel hilft bei trockenem Hals und befeuchtet den Verdauungstrakt. Durch diesen Stimulus wird die Peristaltik in Gang gesetzt und Verstopfung aufgelöst. Außerdem sorgt der Speichel im Verdauungstrakt für eine bessere Blutzirkulation. Zusätzlich wird durch Kaugummikauen die Pumpfunktion der Kaumuskulatur oberhalb des Halses aktiviert. Dadurch kann die interstitielle Flüssigkeit in die Venen fließen und sich die Schwellung des Gesichts auflösen. Wenn überschüssiges Wasser nicht ausgeschieden ist und aufs Neue Wasser zugeführt wird, wird die Schwellung immer stärker. Um ganz munter und wach zu werden, ist es daher sinnvoller, zuerst das in den Schwellungen angesammelte Wasser abfließen zu lassen und in den Verdauungstrakt zurückzuführen.

Kommt es auch bei Ihnen vor, dass die Wadenmuskeln morgens nach dem Aufstehen schlaff sind? Auch ich möchte sie mir dann massieren lassen. Doch sollten Sie dann nicht ewig im Bett liegen bleiben, sondern rasch aufstehen und im

Haus herumgehen oder zur Tür gehen, um die Zeitung zu holen. Denn beim Gehen wird die Pumpfunktion der Wadenmuskeln aktiviert, die in der unteren Körperhälfte angesammelte interstitielle Flüssigkeit fortgeschwemmt, die Schwellung aufgelöst, und man fühlt sich erfrischt. Auch das in den Kapillaren angesammelte Blut wird weggespült und der Blutkreislauf angeregt. Um den Fluss von Blut und Lymphe anzuregen, ist es wichtig, sich tägliche Bewegung zur Gewohnheit zu machen. Auch das morgendliche Kaugummikauen ist dafür ein Beispiel.

Manche Leute empfehlen täglich zwei Liter Wasser zu trinken als Gesundheitsmethode. Tatsächlich brauchen Erwachsene zwei Liter Wasser am Tag, doch die halbe Menge nimmt man mit der Nahrung auf. Wenn man das aber zusätzlich in Form von Wasser zuführt, bedeutet das rein rechnerisch, dass man einen Liter zu viel Wasser aufnimmt.

Ursprünglich funktioniert unser Körper so, dass Dinge, die eher einmal fehlen könnten, irgendwo im Körper gespeichert werden und Überflüssiges ausgeschieden wird. Da Wasser im Zellzwischenraum und Nährstoffe im Depotfett gespeichert werden, besteht keine Notwendigkeit, Wasser zu trinken, ohne durstig zu sein, und zu essen, ohne Hunger zu verspüren. Denn das führt nur zu noch mehr Schwellungen und zu größerem Übergewicht.

Manche Experten behaupten zwar, dass das Blut besser fließe, wenn man jeden Tag zwei Liter Wasser trinkt, doch weil das im Übermaß aufgenommene Wasser im Urin landet und ausgeschieden wird, hat das allein zur Folge, dass man öfter auf die Toilette muss. Falls dadurch aber die Blutmenge zunimmt, kann es zu Störungen der Nierenfunktion und Wasservergiftung (Hyperhydration) kommen. Wenn überdies zu viel Wasser aus dem Körper im Urin abfließt, verliert der Körper außer Salz auch Kalzium, und die Knochen werden geschwächt.

Wenn man sich junge Frauen anschaut, die den ganzen Tag ohne Bewegung im Büro sitzen, so sieht man sie oft Wasser trinken und zur Toilette gehen. Das ist ein Zeichen für überhöhte Wasseraufnahme. Manche Frauen sind der Meinung, dass es zu Blasenentzündung führen kann, wenn man nicht genug Wasser trinkt. Doch falls man zu viel Wasser zuführt und es sich verkneift, auf die Toilette zu gehen, könnte es sogar dazu kommen, dass der Urin zurückfließt und Entzündungen verursacht. Da es angemessen ist, täglich vier bis fünf Mal auf die Toilette zu gehen, sollten Sie nur so viel Wasser trinken, dass Sie nicht ständig auf die Toilette müssen.

Für die Gesundheit nicht Sport treiben

Wenn ich gefragt werde: »Empfehlen Sie, Sport zu treiben, um gesund zu bleiben?«, lautet meine Antwort: »Nein!« In der Tierwelt gibt es kein Lebewesen, das zum Vergnügen Sport macht. Tiere bewegen sich, um zu überleben. Sie bewegen sich, um zu fressen, um zu kämpfen oder um Partner zu finden. Allein der Mensch schlägt sich den Bauch voll und macht dann Sport, um abzunehmen. Auch Menschen, die nicht arbeiten, machen Sport, weil sie sonst steif werden. Gibt es etwas Unnötigeres!

Die Senioren in meinem Stadtteil in Tokio organisieren eine Aktion gegen das achtlose Wegwerfen von Abfall. Sie gehen früh am Morgen durch die Straßen, um mit Zangen und Plastikbeuteln Kippen und Müll einzusammeln. Wenn man sich schon in Bewegung setzt, dann ist es doch besser, dass man seine Körperkräfte nutzt, um etwas für die Gesellschaft und andere Menschen zu tun. Außerdem sollten Sie wissen, dass intensiver Sport, bei dem der Pulsschlag plötzlich in die Höhe steigt, hundert Nachteile und keinen einzigen Vorteil hat.

Bevor ich auf die Beziehungen zwischen Sport und Gesundheit eingehe, möchte ich Sie fragen, ob Sie wissen, dass das Herz niemals Krebs bekommt? Im Grunde handelt es sich bei Krebs um eine Krankheit, die durch unkontrollierte Zellteilung verursacht wird. Allerdings gibt es im Herzen keine Zellteilung mehr, nachdem das Herz sein Wachstum in der Kindheit abgeschlossen hat. Herzzellen sind also Zellen, bei denen die Zellteilung beendet ist. Aus diesem Grund kann das Herz keinen Krebs bekommen. Wenn Herzzellen einmal beschädigt werden sollten, können die benachbarten Zellen diese nicht durch Zellteilung ersetzen, und wenn es zu einem Herzinfarkt kommt, kann der Schaden nicht mehr repariert werden. Deshalb sollten wir nicht vergessen, dass das Herz ein Organ ist, das aus nichtteilungsfähigen Zellen besteht.

Außerdem ist die Gesamtzahl der Herzschläge im ganzen Leben festgelegt. Für alle Tiere beträgt diese Zahl 2 Milliarden Mal. Wenn man davon ausgeht, dass das Herz 50 Mal pro Minute schlägt, folgt daraus, dass es mit 80 Jahren stehen bleibt. Wer länger leben will, sollte im Alltag möglichst alles vermeiden, was den Herzschlag darüber hinaus beschleunigt, und darauf achten, Tag für Tag so zu leben, dass sein Herz nicht unnötig belastet wird.

Menschen, die von Kind an Sport getrieben haben, bekommen ein »Sportlerherz«, das gewöhnlich langsamer schlägt. Ihr Pulsschlag steigt deshalb bei sportlicher Betätigung auch nicht so stark an. Dagegen ist es für Bewegungsmuffel am gefährlichsten, auf einmal Sport zu treiben, um etwas gegen das metabolische Syndrom zu tun. Wenn das Herz plötzlich stark belastet wird, kann es zu Herzversagen kommen, und auch wenn es nicht so weit kommen sollte, wird so möglicherweise die Zahl der Pulsschläge schneller aufgebraucht.

Phil Maffetone ist ein bekannter amerikanischer Sportphysiologe. Nach der von ihm empfohlenen »maximalen Pulsfrequenz« wird für Menschen, die gewöhnlich Sport treiben, die Sicherheitsgrenze für die Pulsfrequenz berechnet, indem man das Lebensalter von 180 subtrahiert. Wenn Menschen, die gewöhnlich keinen Sport treiben, plötzlich sportlich aktiv werden, wird das Lebensalter von 170 abgezogen. Menschen über 70 wird empfohlen, bei sportlicher Betätigung einen Puls von 100 nicht zu überschreiten. Während man früher in Fitnessstudios unter anderem mit dem Ziel trainiert hatte, Pulsfrequenzen von über 130 eine halbe Stunde lang durchzuhalten, ist man in jüngster Zeit zu Trainingsformen übergegangen, bei denen der Puls nicht beschleunigt wird.

In meinem Fall muss ich 56 (mein Lebensalter im Jahr 2012) von 170 abziehen und komme dann auf 114. Es kann einem schlecht werden, wenn das Herz heftig klopft, wenn man zum Beispiel spurtet, um seinen Zug noch zu erreichen oder eilig die Treppen hochrennt. Tatsächlich ist es äußerst gefährlich, wenn Menschen, die gewöhnlich keinen Sport treiben, plötzlich losstürzen. Wenn es dadurch wegen anfallartiger Arrhythmie letztlich zu einem Herzstillstand kommen sollte, kommt jede Hilfe zu spät. Wohin ich auch gerade gehen muss, prüfe ich deshalb, vielleicht auch berufsbedingt, immer nach, wo sich im öffentlichen Raum das nächste AED-Gerät (Automatisierter Externer Defibrillator) befindet.

Waden- und Rückenmuskeln als »Blutpumpen«

Denjenigen, die sich wegen Bewegungsmangel Sorgen machen, empfehle ich Walking statt Sport. Nach der großen Erdbebenkatastrophe im Nordosten Japans im Jahr 2011 gab es eine große Zahl von Menschen, die nach dem Verlust ihrer Häuser ein paar Tage in Notunterkünften oder im Auto verbringen mussten. Als man bei diesen Menschen die Wadenvenen mit Ultraschall untersuchte, stellte man fest, dass sich bei der Hälfte der Betroffenen in den Adern Blutgerinnsel gebildet hatten. Wenn bei Leuten, die auf Flugreisen in der Economy Class die ganze Zeit bewegungslos in derselben Haltung sitzen, die sich in den Venen gebildeten Blutgerinnsel in die Lunge gelangen, kann das zum plötzlichen Tod führen. Deshalb spricht man auch vom »Economy-Class-Symptom«. Die korrekte Bezeichnung lautet »tiefe Venenthrombose« (TVT). Wenn ein solcher Thrombus in die Lungenarterie gelangt, führt das zu einer Lungenembolie und wenn er ins Gehirn gelangt, zu einem Hirninfarkt mit Todesfolge.

Dass bettlägerige Personen kürzer leben, hängt sicher damit zusammen. Es ist wichtig, den Körper zu bewegen, damit das Blut gut durch den ganzen Organismus zirkulieren kann. In unserem Körper sorgt die Herztätigkeit dafür, dass das Blut überall hinfließen kann. Allerdings pumpt das Herz das Blut nur von sich weg, hat aber nicht die Kraft, altes Blut zurückfließen zu lassen. Damit altes Blut wieder zum Herzen zurückfließt, müssen die als »zweites Herz« bezeichneten Waden- und Rückenmuskeln eingesetzt werden. Die durch Muskelkontraktion erzeugte Pumpwirkung sorgt dafür, dass Blut zurückfließen kann.

Dazu ist es aber nicht notwendig, speziellen Sport zu machen. Es genügt, jeden Tag ordentlich zu gehen. Auf diese Weise können wir die Pumpfunktion der Waden in Gang bringen, ohne die Pulsfrequenz zu erhöhen und das Herz zu belasten. Wichtig ist, sich nicht immer gleich ins Auto zu setzen, sondern die eigenen Beine zu benutzen, und sich nicht zu setzen, wenn man Bus oder Bahn fährt. Deshalb möchte ich empfehlen, auf beiden Beinen in stabilem Gleichgewicht zu stehen, möglichst ohne sich am Halteriemen festzuklammern. In Fitnessstudios gibt es spezielle Geräte zur Stärkung der Beinmuskulatur, aber weil man im Zug genug üben kann, braucht man nicht extra in ein Fitnessstudio zu gehen.

Außerdem ist es sehr wichtig, sich nicht anzulehnen, wenn man auf einem Stuhl sitzt. Es heißt zwar immer wieder, dass man sich auf dem Stuhl nicht ganz nach hinten setzen soll, aber das ist falsch. Sich vorne auf den Stuhl zu setzen und anzulehnen führt zu schlechter Haltung, weil der Bauch einknickt. Richtig ist, sich auf der Sitzfläche nach hinten bis zur Rückenlehne zu setzen. Dann sitzt man stabil, und der Rücken kann nicht gekrümmt werden.

10 000 Schritte in nur drei Minuten

Wenn wir schon wissen, dass Gehen gesund ist, stellt sich die Frage, auf welche Art und wie viel wir gehen sollen.

Im Allgemeinen heißt es »10 000 Schritte am Tag«, aber für Leute mit wenig Zeit oder mit Knieproblemen sind 10 000 Schritte eine ziemliche Belastung, und auch bei schlechtem Wetter ist das Gehen schließlich lästig. Außerdem gibt es viele Leute, die sich einen Schrittzähler gekauft und zu gehen begonnen haben, aber das nicht einmal drei Tage durchhielten. Beginnen wir also lieber mit dem, was machbar ist, nämlich der »Nagumo-Methode«.

Hier möchte ich Ihnen eine ganz einfache Technik des Gehens erklären, die Ihnen in nur drei Minuten den Nutzen von 10 000 Schritten bringt. Das Wichtigste ist dabei eine gute Haltung. Ich gehe morgens zu Fuß von zu Hause zur Arbeit. Wenn ich unterwegs am Bahnhof vorbeikomme, begegne ich jeden Morgen vielen Angestellten, die ebenfalls auf dem Weg zur Arbeit sind. Bei ihrem Anblick denke ich: »Warum sehen sie alle so müde aus?« Mit gesenktem Blick, krummem Rücken und gebeugten Knien schleichen sie wie ein Haufen Gespenster herum. Wenn man so geht, flieht das Glück. Das kann doch nicht gesund sein, denn so werden nur der Hals, die Knie, die Hüfte und die inneren Organe belastet. Auch der Kreislauf wird nicht besser, wenn die Pumpfunktion der Waden nicht aktiv ist.

Aus diesem Grund lege ich Wert auf gute Haltung beim Gehen:

1. Brust heraus und den schlaffen Bauch einziehen;
2. die Hände locker ballen;
3. möglichst große Schritte machen.

Das ist schon alles, so einfach ist es. Wer nicht glaubt, dass so etwas allzu Einfaches wirklich wirkt, sollte es praktisch erproben.

Wenn ich auf diese Art nur die wenigen Minuten von zu Hause zum Bahnhof und vom Bahnhof zur Klinik gehe, schwitze ich leicht. Am nächsten Tag schmerzen vielleicht die Bauchmuskeln. Denn dabei werden tatsächlich die Bauchmus-

keln, der *Musculus erector spinae* (»Aufrichter der Wirbelsäule«)
und die Wadenmuskeln intensiv benutzt. Gehen Sie mit erho-
benem Blick in Ihre Zielrichtung, ohne den Blick mit den Ent-
gegenkommenden zu kreuzen, denn sonst gehen Sie aufeinander zu und stoßen schließlich zusammen. Mit einem Lächeln
auf den Lippen schreiten Sie energisch und forsch wie ein
Bühnenstar voran. Wenn Sie sich das zur Gewohnheit machen, wird Ihre Figur bald besser und Ihre Taille schlanker,
auch ohne dass Sie extra Zeit fürs Spazierengehen aufbringen
müssen. Und Sie werden auch das Gefühl haben, dass sich Ihr
Rücken streckt. So erzielen Sie durch eine Veränderung Ihrer
Einstellung in kurzer Zeit eine maximale Wirkung. Auch das
gehört zur »Nagumo-Methode«.

Die gute Nachricht für alle, die gern Alkohol trinken: Die Leber braucht keinen Ruhetag

Wie Sie vielleicht wissen, gilt Sake in Japan als »das beste von
100 Heilmitteln«, aber je nachdem, wie man Sake trinkt, kann
er auch das Leben verkürzen. Unter denjenigen, die gern Sake
trinken, sagen manche: »Heute mache ich einen Ruhetag für
die Leber und bleibe trocken.« Aber gerade solche Leute nei-
gen dazu, am Tag nach dem Lebertag das Versäumte nachzu-
holen und ordentlich zu trinken. Da ist es doch besser, jeden
Tag eine bestimmte Menge zu trinken, anstatt sich nach dem
alkoholfreien Tag zu betrinken. Allerdings sollten es bei Wein

höchstens zwei Gläser und bei Sake etwa eineinhalb Gô, also nicht viel mehr als ein viertel Liter (1 Gô = 0,18 l), sein. Der Grund für die notwendige Begrenzung ist, dass es sich bei Alkohol genauso wie zum Beispiel bei Quecksilber um ein Gift handelt, das sich im Körper ansammelt. Das Problem für den Organismus besteht darin, nur eine bestimmte Gesamtmenge, die während des ganzen Lebens konsumiert wurde, vertragen zu können. Bei Vieltrinkern, die pro Woche ein oder zwei Ruhetage für die Leber einlegen, dürfte das aber kaum etwas an der Gesamtmenge ändern.

Bekanntlich liegt bei Alkohol die Obergrenze des Gesamtlebenskonsums für Männer bei 500 kg und die für Frauen bei 250 kg. Wenn man täglich eine Flasche Wein (von 0,70 l mit etwa 12 % Alkohol) trinkt, so entspricht das einem Jahreskonsum von 31,5 kg. Wenn man jeden Tag 4 Gô Sake (= 0,72 l mit etwa 15 % Alkohol) trinkt, kommt man im Jahr auf etwa 36,5 kg. Folglich würden Männer diese Höchstmenge in 14 bis 16 Jahren erreichen und Frauen in 7 bis 8 Jahren. Wenn eine Flasche Wein für ungefähr sechs Gläser reicht, so kann man über 40 Jahre lang Wein genießen, wenn man sich auf zwei Gläser Wein pro Tag beschränkt. Von Sake darf man dementsprechend etwas mehr als ein Gô täglich trinken.

Denjenigen, die gern einen heben, fällt es allerdings schwer, nach zwei Gläsern Wein oder einem Gô Sake aufzuhören. Deshalb legen sie nach einem Tag mit erhöhtem Alkoholgenuss einen Ruhetag für die Leber ein, doch das ist nichts anderes als ein frommer Selbstbetrug. Auch wenn man aus Sorge um die Gesundheit noch so viele Ruhetage für die Leber einlegt und diesem Organ Ruhe gönnt, läuft es auf dasselbe hinaus, wenn man tags darauf das Mehrfache trinkt. Zu behaupten, Ruhetage seien gut für die Gesundheit, ist völlig falsch. Wenn man schon Alkohol genießen möchte, so halte ich es für vernünftig, das bei festlichen Anlässen zu tun. Das ist eine althergebrachte Sitte, und wenn es im Jahr ein paar Mal vorkommt, kann man ein Auge zudrücken, auch wenn man dabei etwas über die Stränge schlägt.

Dagegen sollten wir uns hüten, aus Verzweiflung zur Flasche zu greifen. Denn wenn wir uns mit Alkohol ablenken oder betäuben, schieben wir unsere Probleme lediglich vor uns her. Stattdessen sollten wir früh zu Bett gehen und den Kopf einen Tag lang abkühlen, um uns am folgenden Tag an die Lösung der Probleme zu machen.

Auch die Gewohnheit, nach dem Bad ein Bierchen zu trinken, ist nicht gut. Obwohl Sie dann vielleicht gar nicht so viel trinken möchten, kommt es durchaus vor, dass Sie die Flasche austrinken, weil es doch schade wäre, wenn Sie sie schon einmal aufgemacht haben. Trinken Sie nach dem Bad doch einmal ein großes Glas kaltes Wasser! Geben Sie sich mit »Ah, köstlich!« zufrieden, und vergessen Sie Bier und dergleichen.

Dasselbe gilt für den Nachttrunk: Auch wenn man sich sagt, ein bisschen kann ja nicht schaden, und jeden Abend etwas trinkt, so ist das Gefährliche am Alkohol, dass man sich schnell daran gewöhnt. Weil Alkohol stärker stimuliert, wenn man mehr trinkt, wird er zum Hindernis für einen guten

Schlaf. Wenn man überdies vor dem Schlaf noch viel Wasser trinkt, muss man oft auf die Toilette und kann nicht tief schlafen. Statt zum Einschlafen Alkohol trinken zu wollen, ist es weitaus vernünftiger, ins Bett zu gehen, wenn nach dem Abendessen der Blutzuckerspiegel steigt und man schläfrig wird. Natürlich sollten wir dabei auch bedenken, dass es auf den Gesamtkonsum des ganzen Lebens ankommt und dass die Frage, ob es in Ordnung wäre, hier und jetzt einen Schluck zu trinken, letztlich keine Rolle spielt. Wer aber in jungen Jahren schon ordentlich getrunken hat, sollte es mit fortschreitendem Alter vermeiden, zum Vieltrinker oder Gewohnheitstrinker zu werden.

Süßigkeiten und Alkohol: Nur Teures in geringer Dosis

Gibt es in der Welt etwas Ungesünderes als Plätze, wo man so viel Kuchen essen oder so viel trinken kann, wie man will? So wie der Hang zu Süßem für Frauen ungesund ist, so ist in vielen Fällen für Männer der Alkohol ein Problem. Wenn man schon etwas trinken will, empfehle ich, lieber auswärts und nicht zu Hause zu trinken und dabei etwas Teures zu nehmen.

Wenn man ein etwas schickeres Lokal besucht, so gibt es in Japan hochwertige Sake-Sorten wie *Junmai-shu* (ohne Zusätze nur aus Reis gebraut) oder *Daiginjo-shu* (bei niedriger Temperatur aus stark poliertem Reis gebraut), von denen 1 Gô (0,18 l) etwa 10 bis 12 Euro (1300 bis 1500 Yen) kostet. Im Allgemeinen wird einem in solchen Lokalen dann aber nicht 1 Gô serviert, sondern in Wirklichkeit nur 7 bis 8 Shaku (10 Shaku = 1 Gô). Wenn man für 1 Gô dann mehr als 10 Euro bezahlt, überlegt man sich bei der zweiten Bestellung dann schon, ob es für heute nicht schon genug ist.

Wenn man teuren Sake trinkt, stört man sich eben doch am Preis, und so ist das eine elegante Methode, um den Alkoholkonsum zu drosseln. Gefährlich ist es dagegen, wenn man wie die sogenannten »kitchen drinker« eine Flasche billigen Sake in Reichweite hat und jederzeit zur Flasche greifen kann, denn dann rückt die Alkoholhöchstgrenze schnell näher.

Bei Süßigkeiten gilt dasselbe: So wie ein striktes Alkoholverbot schwer einzuhalten ist, so braucht man die geliebten Süßigkeiten nicht absolut verbieten. Allerdings sollte man sich beim Kauf von abgepacktem Gebäck, das im Convenience Store um die Ecke für wenig Geld zu haben ist, oder gut konservierten Mitbringseln wie Keksen oder Schokolade zurückhalten. So etwas in unbegrenzter Menge zu essen ist sehr gefährlich für die Gesundheit.

Allen, die unbedingt etwas Süßes genießen möchten, empfehle ich eine gute Methode: Gehen Sie nur in eine erstklassige Patisserie oder eine traditionsreiche japanische Konditorei, und beschränken Sie sich dort beim Kauf ausschließlich auf westliches oder japanisches Gebäck, das aus den besten Zutaten gefertigt ist. Und weil man sicher wenig Lust hat, nur ein einzelnes Stück *Wagashi* (traditionelles japanisches Konfekt, ungebacken, mit Bohnenmus) zu kaufen, sollte man mindestens vier nehmen. Das alles aber allein zu verzehren ist fast selbstmörderisch. Stattdessen lädt man die Arbeitskollegen ein, und weil das schon ein ziemlicher Luxus ist, kann man es nicht immer wieder machen, sondern zur allgemeinen Freude höchstens ein bis zwei Mal im Monat. Wenn man danach das Gefühl hat: »Ah, war das lecker! Nun kann ich es eine Weile auch ohne Kuchen aushalten!«, dann war die Aktion erfolgreich. Besser als sich eisern zu beherrschen und in Stress zu geraten, weil man auf keinen Fall auf Alkohol oder Süßes verzichten will, ist es, dieses Verlangen in Form eines ganz besonderen Genusses zu sublimieren und sich nicht auf Kompromisse mit billigem Zeug einzulassen.

Zu viel Wärme macht kälteempfindlich

Manche Leute behaupten: »Wenn man in der Sauna ordentlich schwitzt, wird Fett verbrannt, und man nimmt ab«, aber das ist eine große Lüge. Wenn wir in der Sauna schwitzen, dann geschieht das nur, um die Temperatur an der Oberfläche des erhitzten Körpers zu senken. Im Körperinneren wird dabei nichts verbrannt. Zu glauben, dadurch nehme das Körpergewicht ab, ist falsch, denn man verliert mit dem Schweiß lediglich Wasser. Und wenn man nach dem Saunieren Wasser trinkt, ist man schnell wieder beim ursprünglichen Gewicht.

Wie ich bisher schon mehrfach erwähnt habe, handelt es sich bei Depotfett um ein Brennmaterial, das verbrannt wird, um die Körpertemperatur zu erhöhen. Daraus folgt, dass umso weniger Depotfett verbrannt wird, je heißer es ist. Ursprünglich kam es zur Bildung von Depotfett, um den Körper vor Hunger und Kälte zu schützen, aber im alltäglichen Leben unserer Zeit, wo wir weder unter Hunger noch unter Kälte leiden, wird nichts verbrannt. Wenn etwas verbrannt werden soll, dann müsste man eher ein kaltes Bad nehmen.

Was kann man aber tun, um kälteempfindliche Menschen von innen her zu erwärmen? Wenn man zum Beispiel den Körper von oben bis unten in warme Winterkleidung hüllt und ihn in Baumwolle einwickelt, wird er gewiss warm, die Körpertemperatur wird steigen, und er wird schwitzen. Dabei wird der Körper aber nicht von innen her erwärmt, sondern allein an der Oberfläche. Und weil dann wie in der Sauna die äußere Körpertemperatur gesenkt werden soll, fließt Schweiß. Wenn man länger in einem solchen Zustand verweilt, reagiert der Körper, indem er ständig die Körpertemperatur senkt. Mit anderen Worten, wenn man den Körper übermäßig erwärmt, wird er eher kälteempfindlich.

Um den Körper von innen her zu erwärmen, gibt es keinen anderen Weg, als ihn in einen Hunger- und Kältezustand zu versetzen. Je leerer der Magen und je größer die Kälte, desto besser wird Depotfett verbrannt, und damit steigt auch die Temperatur im Körperinneren. Deshalb bräuchten wir auch in einem kalten Winter weder eine Kopfbedeckung noch einen Schal. Stattdessen sollten wir lieber ganz bewusst den Hals freilassen und dem kühlen Wind aussetzen, um die Kälte zu spüren. Dann registriert das Thermoregulationszentrum im Gehirn die Kälte und gibt die Anweisung, Depotfett zu verbrennen. Allerdings ziehen sich in diesem Fall die peripheren Blutgefäße zusammen, damit der zur Erwärmung des Körpers notwendige Blutfluss sich in den wichtigen Organen sammelt. Das Blut fließt dann vor allem zum Gehirn, denn wenn dort die Temperatur absinkt und die Hirnaktivität zum Stillstand kommt, müssen wir sterben. An zweiter Stelle werden die inneren Organe versorgt, denn wenn in Herz oder Lunge die Temperatur absinkt und ihre Aktivität zum Stillstand kommt, können wir nicht länger weiterleben.

Dagegen sind Erfrierungen an Händen und Füßen nicht lebensbedrohend. Aus diesem Grund wird bei Kälte die Durchblutung von Händen und Füßen schlecht. Wir sollten deshalb die Füße wärmen, wenn der Kopf abkühlt. Dieses Prinzip steht hinter dem alten chinesischen Spruch: »Kopf kalt, Füße warm.«

Erhöhung der Körpertemperatur führt nicht zur Steigerung der Immunkraft!

Manche Leute vertreten die These, dass die Immunkraft gesteigert wird, wenn man den Körper im Bad ordentlich aufwärmt, aber das ist ein Irrtum. Weil der Mensch zu den Thermoregulatoren (homoiotherme = gleichwarme Tiere) gehört, ist seine Temperatur im Körperinneren stets auf einen festen

Wert eingestellt. Deshalb kann die Körpertemperatur nicht steigen, auch wenn man den Körper von außen noch so sehr erwärmt. Die innere Temperatur ändert sich nicht, ob man nun in den Tropen wohnt oder ob man ständig heiß badet.

Wenn man die Körpertemperatur erhöhen will, muss man sich klarmachen, dass das nicht von außen, sondern von innen heraus zu geschehen hat. Die drei notwendigen Bedingungen dafür sind »ein leerer Magen, Kälte und guter Schlaf«. Nur wenn diese drei Bedingungen erfüllt sind, steigt die Körpertemperatur. Durch diese Form von Homöostase wird unser Leben erhalten.

Weiterhin wird die These vertreten, dass Schwitzen gesund sei. Tatsächlich führt es in einer Situation, in der die Körpertemperatur gesenkt werden sollte, zu großen Problemen, wenn die Homöostase nicht funktioniert, weil man nicht schwitzen kann. Dagegen ist in Situationen, in denen man nicht schwitzen sollte, wie zum Beispiel bei extremer Kälte, auch die Funktion des Nicht-Schwitzens wichtig. Die These, es sei gesund, ständig und unter allen Umständen zu schwitzen, ist einfach falsch. So etwas würde lediglich dazu führen, dass der Wasseranteil und die Körperwärme verschwendet werden.

Jedes Jahr im Hochsommer wird die Gefahr des Hitzschlags zu einem Thema. Wenn man aber in der Sommerhitze ordentlich schwitzt, geht zusammen mit dem Schweiß vor allem auch Salz verloren. Trinkt man in dieser Situation ausschließlich stark wasser- und zuckerhaltige Getränke wie Softdrinks und gleicht damit den Salzverlust nicht aus, sinkt die Natriumkonzentration im Blut, und es kommt zu Muskelkrämpfen in Extremitäten und Bauchmuskeln, den sogenannten Hitzekrämpfen. Bei Wettrennen im Sommer leiden aus diesem Grund Marathonläufer häufig unter Krämpfen.

Heutzutage gibt es natürlich hervorragende isotonische Sportgetränke, aber früher, als es so etwas nicht gab, trank man im Sommer einfach Wasser aus der Kanne. Das hatte zur Folge, dass es nicht selten Fälle von Muskelkrämpfen gab, weil der Natriumanteil im Blut rapide absank. Damals haben Menschen wie Hochofenarbeiter sich geholfen, indem sie Wasser tranken und Salz schleckten, um so dem Salzverlust ausreichend zu begegnen. In früheren Zeiten besaßen die Menschen doch wirklich eine erstaunliche Weisheit!

Wenn man aber immer weiterschwitzt und den Wasserverlust nicht ausgleicht, verringert sich die Blutmenge immer mehr, und es kommt zu Dehydration und zum Absinken des Blutdrucks. Nimmt dann noch die Blutversorgung des Gehirns ab, arbeitet der Kopf nicht mehr richtig, und das kann zu einer Art »Hitzeerschöpfung« mit Schwindel oder Übelkeit führen.

Aber selbst bei Muskelkrämpfen oder Hitzeerschöpfung wird die normale Körpertemperatur noch aufrechterhalten. Wenn im letzten Stadium allerdings die Temperatur im Gehirn steigt, die Thermoregulation versagt und man in einen komatösen Zustand gerät, steigt die Körpertemperatur auf 40 Grad. Dann beginnen Proteine im Blut zu schmelzen, und es kommt zu hämolytischer Anämie (einer Form der Blutar-

mut, bei der die roten Blutkörperchen ihre normale Lebensdauer nicht erreichen). Dadurch geraten Blutgerinnsel in Bewegung; es kommt häufig zur Verstopfung von Blutgefäßen
mit der Folge, dass Nährstoffe und Sauerstoff nicht mehr
transportiert werden können.

Mit anderen Worten, wenn die Innentemperatur in den inneren Organen ansteigt und die Zellen von Leber, Herz und
anderen Organen durch die Wärme angriffen werden, wenn
gleichzeitig die Blutgefäße verstopft werden und das Blut die
Nährstoffe nicht mehr zu den einzelnen Organen transportie-
ren kann, kommt es letztlich zu Organinsuffizienz und Multiorganversagen. Das ist dann ein schwerer Hitzschlag. Dagegen
steigt die Körpertemperatur nicht an, solange es nicht zu einem Hitzschlag kommt. Es stimmt also nicht, dass man von
innen her warm wird, wenn man zum Beispiel ein heißes Bad
nimmt.

Dünne Kleidung bei Fieber

Eher ist das Gegenteil problematisch. Denn in Wirklichkeit ist
es sehr gefährlich, Kinder mit Erkältung und Fieber warm an-
zuziehen oder mit vielen Decken zuzudecken, um sie durch
Schwitzen zu heilen. Wer so etwas tut, bringt das Kind natürlich immer stärker zum Schwitzen. Anfangs wird doppelt oder
drei Mal so viel Schweiß wie normal gebildet, weil der Körper
die Temperatur aufrechtzuerhalten versucht. Wenn man es

dann zu Hause versäumt, den Wasserverlust ausreichend zu ergänzen, kann es zu einer Dehydration kommen. Hält dieser Zustand an und versagt die Homöostase der Körpertemperatur, zeigen sich dem Hitzschlag ähnliche, sehr gefährliche Symptome.

Daher ist es besser, Kinder mit Fieber nicht zu wärmen, sondern abzukühlen. Kinder mit Fieber sollte man nur wärmen, solange das Fieber anfangs steigt, also in einem Zustand, in dem ihr Fieber noch nicht besonders hoch ist. Haben Sie sich gemerkt, warum man in diesem Zustand Kältegefühle empfindet? Wenn die Muskeln heftig zittern, wird Glykogen verbrannt, um die Körpertemperatur zu erhöhen. Das geschieht auch, damit es schneller zu einer Immunreaktion kommt. Da die Immunität eine Art chemischer Reaktion ist, verbessert sich das Reaktionsvermögen mit steigenden Temperaturen.

Wenn das Fieber ständig nahe an 39 Grad bleibt, sondern die Lymphozyten toxische Substanzen namens Zytokine ab, um die von außen eingedrungenen Bakterien oder Giftstoffe abzuwehren. Weil es dabei wie bei Hitzschlag oder Dehydration zu Organinsuffizienz und Multiorganversagen kommen kann, sollte man den Fieberkranken sofort mit Eis kühlen, um das Fieber zu senken. Das ist die einfachste Methode, um Fieber zu senken. Dabei werden die großen Blutgefäße in den Achselhöhlen und der Leistengegend mit Eisbeuteln gekühlt.

Falls es damit gelingt, das Blut im ganzen Körper effektiv zu kühlen, sollten die Kinder Unterwäsche aus einem Material anziehen, das den Schweiß möglichst gut aufsaugt, und insgesamt dünne Sachen tragen. Das gilt auch für Erwachsene, die bei Fieber ebenfalls leichte Wäsche tragen sollten. Da fiebersenkende Medikamente je nach ihren Inhaltsstoffen Organinsuffizienz und Multiorganversagen auslösen können, ist es besser, bei fiebernden Kindern das Fieber mit dieser Methode zu senken und ihnen Wasser in mehrfacher Menge als normalerweise zu trinken zu geben.

KAPITEL 5

Der inneren Stimme im Leben folgen

Vorliebe und Abneigung kombinieren

Die Grundlagen einer idealen Lebensführung lassen sich in zwei Regeln zusammenfassen: mit Sonnenaufgang aufstehen und mit Sonnenuntergang schlafen gehen. Wenn wir früh zu Bett gehen, sorgt der Hippocampus im Gehirn für Gedächtniskonsolidierung, also die Überführung von Gedächtnisinhalten aus dem Kurzzeit- ins Langzeitgedächtnis. Dabei werden bisherige Erfahrungen im Traum wahllos miteinander verknüpft. Im Traum ist die Story an sich unsinnig. Aber alles, was im Traum erscheint, sind Bruchstücke aus eigenen Erfahrungen. Mit anderen Worten, eine der Aufgaben des Hippocampus besteht darin, während des Schlafs überflüssige Gedächtnisinhalte zu löschen und notwendige Inhalte zu speichern.

In der Nähe des Hippocampus befindet sich die sogenannte Amygdala (der »Mandelkern«); sie spielt eine wichtige Rolle bei der emotionalen Bewertung und Wiedererkennung von

Situationen sowie der Reaktion auf mögliche Gefahren, und sie ist auch der Ort, wo man sich an »Vorliebe und Abneigung« erinnert. Wenn man zum Beispiel etwas Langes und Dünnes in Form einer Schlange sieht, das sich dahinschlängelt, reagiert der Körper intuitiv darauf, obwohl man nicht sofort genau erkennen kann, worum es sich handelt, und man weicht unwillkürlich einen Schritt zurück. Dass wir auf solche Weise reagieren können, ist ebenfalls der Amygdala zu verdanken, denn die Amygdala zeigt uns unverzüglich an: »Das ist mir zuwider!«

Unser gesamtes Verhalten wird durch zwei Arten von Gedächtnisinhalten bestimmt: Die Amygdala entscheidet über Vorliebe und Abneigung, der Hippocampus darüber, was wir brauchen und was nicht. Der Teil unseres Gehirns, der solche Empfindungen steuert, ist das sogenannte Limbische System. Auf der anderen Seite ist der Teil des Gehirns, der unser rationales Denken steuert, der an der Oberfläche des Großhirns befindliche Neokortex. An der Oberfläche des Gehirns befindet sich die sogenannte Gehirnrinde, der »denkende Teil«. Weil diese Rinde bei Amphibien lediglich aus einer Schicht besteht, ist ihre Denkfähigkeit nicht sonderlich entwickelt. Im Verlauf der Evolution hat die Zahl dieser Schichten zugenommen. Da die Gehirnrinde beim Menschen aus zahlreichen Schichten, ähnlich wie die Gesteinsschichten in der Erdrinde, besteht, »denken wir zu viel«.

Beim Menschen gibt es zwei Befehlsstrukturen, nämlich die des Kopfes (Denken) und die des Herzens (Gefühl). Der Neokortex steuert das Denken, das Limbische System die Gefühle, oder Vernunft und Empfindung, Schein und Sein. Tiere folgen ihren sinnlichen Empfindungen; dagegen ist die menschliche Gesellschaft kompliziert, denn alle folgen ihren eigenen Launen und finden nicht zu Ordnung und Einheit. Deshalb hat die Evolution des Gehirns zur Bildung des Neokortex geführt, und durch Logik oder Moral und gesellschaftliche Konventionen hat sich der Mensch in gewisser Weise Fesseln angelegt.

So ist zum Beispiel unsere Arbeit etwas, das wir durchhalten müssen, um unsere Familie zu erhalten. Wenn aber am Arbeitsplatz Dinge geschehen, die uns zuwider sind, so erinnert sich das Limbische System daran. Hören wir dann von der Arbeit, reagieren wir sofort mit »Schrecklich!«. Dagegen gibt der Neokortex uns die Anweisung: »Quengle nicht herum, arbeite!«, so als wollte er uns mit der Peitsche antreiben. Wenn ein Betroffener dann vom Konflikt zwischen Verstand und Gefühl zerrissen wird, kann es sogar dazu kommen, dass er sich plötzlich vor einen Zug wirft.

Damit es nicht so weit kommt, sollte man sich irgendeinen Grund zur Freude geben, indem man sich zum Beispiel einen kleinen Kaktus auf den Schreibtisch im Büro stellt. Es macht dann Freude, den Kaktus jeden Tag ein bisschen wachsen zu sehen, und selbst an arbeitsfreien Tagen erinnert man sich an seinen kleinen Kaktus. Es ist schon merkwürdig, dass man allein deshalb am nächsten Tag wieder gern zur Arbeit geht. Das ist genauso wie bei Kindern, die jeden Tag lang schlafen möch-

ten und es hassen, in die Schule zu gehen, am Ausflugstag jedoch von allein aus dem Bett springen. Das gilt auch für das
menschliche Leben: In unangenehme Dinge sollte man etwas
einflechten, das einem Freude macht. Wenn man schwierigen
Dingen etwas Erfreuliches hinzufügt, führt eine solche Kombi-
nation allmählich zu einer Lebensweise ohne seelischen
Druck.

Was mich betrifft, so gehe ich etwa um halb acht zur Arbeit,
und wenn ich dann jeden Morgen früher als alle anderen an
meinem Arbeitsplatz in der Klinik ankomme, nutze ich die
ersten 30 Minuten für mich selbst, ohne mit der Arbeit anzu-
fangen. So lese ich zum Beispiel ein interessantes Buch, höre
schöne Musik und verbringe diese kurze Zeit mit etwas, das
mir gefällt, um mich zu freuen und zu entspannen. Wenn ich
anschließend mit der Arbeit beginne, werde ich deutlich mehr
leisten können. Sollten Sie in der Rushhour in überfüllten
Zügen verschwitzt zur Arbeit fahren, schlage ich Ihnen vor, ein
bis zwei Stunden früher aus dem Haus zu gehen und die Zeit
vor Arbeitsbeginn zu genießen, indem Sie Ihren privaten Inte-
ressen nachgehen.

Mundatmung gegen Heuschnupfen

In der Regel esse und trinke ich morgens nichts, aber aus-
nahmsweise trinke ich zu Frühlingsbeginn eine Tasse kräftigen
Klettenwurzeltee, bevor ich das Haus verlasse. Klettenwurzel

kam ursprünglich als Heilpflanze aus China nach Japan; bekanntlich wirkt sie gut bei Entzündungen der Haut oder der oberen Atemwege, ob allergischer oder chronischer Natur. Mit anderen Worten, Klettenwurzel ist wirksam bei Neurodermitis, Nesselsucht, Asthma und Heuschnupfen. Der Frühling ist die Heuschnupfensaison, denn wenn man in dieser Zeit einen Schritt aus dem Haus macht, trifft man auf zahlreiche Allergene, die unseren Körper angreifen. Um den Körper davor zu schützen, empfehle ich, kräftigen Klettenwurzeltee zu trinken und beim Gehen durch den Mund zu atmen. Warum Mundatmung?

Wenn man zum Beispiel eine Prise Pfeffer in den Mund bekommt, ist das völlig unproblematisch. Was passiert aber, wenn der Pfeffer in die Nase gerät? Das ist schlimm. Mit anderen Worten, der Mund ist ein Organ, das alles als Nährstoff akzeptiert; die Nase ist dagegen ein Organ, das alles als äußeren Feind zurückweist. Wenn nun Blütenpollen in die Nase gelangen, werden sie als äußerer Feind registriert, und sie werden in Form von Niesen oder Nasenwasser aus dem Körper ausgeschieden. Wenn die Pollen jedoch durch den Mund aufgenommen werden, ist das problemlos.

Bei der Allergiebehandlung gibt es die Methode der Desensibilisierung, bei der regelmäßig Allergene in den Körper eingeführt werden, um ihn daran zu gewöhnen. Auf diese Weise wird eine sogenannte Immuntoleranz erreicht. Bisher hatte man vor der Heuschnupfenzeit eine pollenhaltige Flüssigkeit unter die Haut gespritzt, aber die Spritzen sind schmerzhaft, und außerdem ist es lästig, deshalb jeden Tag zum Arzt zu gehen. In jüngster Zeit gibt man auch Tropfen einer konzentrierten Pollenlösung in den Mund, um den Organismus allmählich daran zu gewöhnen und die Bildung von Antikörpern zu verhindern.

Da ich selbst viele Jahre unter Heuschnupfen zu leiden hatte, habe ich eine eigene Methode mit Klettenwurzeltee und Mundatmung entwickelt. Jeden Morgen trinke ich eine Tasse kräftigen Klettenwurzeltee, der den Heuschnupfen wirkungsvoll unterdrückt, benutze aber sonst keinerlei Heuschnupfenmittel oder Nasentropfen und verlasse das Haus auch ohne Gesichtsschutz. Falls ich dann aber durch die Nase atmen würde, bekäme ich im Nu einen Heuschnupfenanfall. Deshalb lege ich meine Zähne leicht aufeinander und atme durch den Mund, indem ich die Luft durch den Spalt zwischen den Zähnen ein- und ausatme. Dabei werden die Pollen durch die Mundschleimhaut eingefangen. So erziele ich dasselbe Ergebnis wie bei einer Desensibilisierung. Nebenbei bemerkt, obwohl ich lange Zeit unter Heuschnupfen zu leiden hatte, habe ich in den zwei Jahren, seitdem ich meine Methode mit Klettenwurzeltee und Mundatmung praktiziere, keine Heuschnupfenattacke mehr erlebt.

»AN« und »AUS« klar trennen

Gewöhnlich ist meine Arbeit in der Klinik um 18 Uhr zu Ende, und ich lege großen Wert auf das Umschalten zwischen »AN« und »AUS«. Wann sollte man auf AN schalten und wann auf AUS? Für Angestellte ist morgens AN, wenn sie sich ein weißes Hemd angezogen und eine Krawatte umgebunden haben. Wenn sie wieder zu Hause sind, zu Abend gegessen und ein Bad genommen haben, ist AUS.

Bei mir ist das genauso. Nach der Arbeit gehe ich heim und bade. Habe ich dann den Pyjama angezogen, ist AUS-Zeit. Wenn ich morgens früh aufgestanden bin, schalte ich auf AN, während ich meine täglichen E-Mails lese. Auf jeden Fall folge ich der eisernen Regel, AN und AUS klar zu trennen. Das durcheinanderzubringen ist genauso schlimm, wie Oolunghai (Oolong-Tee mit hochprozentigen Getränken) zu trinken. Vielleicht werden Sie sich fragen, was ich damit sagen will. Oolunghai, diese Mischung aus koffeinhaltigem, stimulierend wirkendem Oolong-Tee und dem im Gegensatz dazu beruhigend wirkenden Alkohol, zusammen zu trinken bringt in der Tat das Gleichgewicht der Körperfunktionen völlig durcheinander.

Genauso ist es, wenn man AN- und AUS-Zeiten vermischt. Wenn ich endlich zu Hause angekommen bin und ein Bad genommen habe, beschäftige ich mich auf keinen Fall mehr mit meiner Arbeit. Falls noch Arbeit zu erledigen ist, mache ich sie vor dem Baden fertig und schließe alles ab, was an diesem Tag noch zu erledigen ist. Wenn das getan ist, nehme ich ein Bad, ziehe mir den Pyjama an und esse zu Abend. Nach dem Abendessen werde ich gleich müde. Wenn der Schlafteufel zu Besuch kommt, ist es besser, ihm gleich zu folgen und schlafen zu gehen. Während der AUS-Zeit schalte ich innerlich vollständig ab. Auch wenn zum Beispiel tagsüber etwas Unangenehmes passiert sein sollte und ich einschlafe, ohne gegen die Schläfrigkeit anzukämpfen, dann schleppe ich solche unangenehmen Dinge nicht ewig mit mir herum.

Eine magische Formel, um gleich einzuschlafen

Vor dem Schlafengehen mache ich alles Licht im Schlafzimmer aus, damit es ganz dunkel wird, und wenn irgendwelche Geräusche mich stören, nehme ich Ohrstöpsel. Wenn ich mich ins Bett lege, geht mir anfangs alles Mögliche durch den Kopf, wie die unangenehmen Dinge des Tages, zwischenmenschliche Probleme oder Schwierigkeiten bei der Arbeit. Wenn für diese Probleme eine Lösung auftaucht, kann man seine Gedanken ruhig weiterspinnen. Wenn aber die Gedanken endlos im Kopf zu kreisen beginnen, ohne dass man zu einem Schluss kommt, ist es besser, mit dem Grübeln aufzuhören. Andernfalls wird der Neokortex im Großhirn immer aktiver, und das führt dazu, dass das Denken immer stärker angeregt wird und wir nicht schlafen können. Will das gar nicht mehr aufhören, schaltet man schließlich den Gehirnschalter selbst aus.

Vor dem Einschlafen ist es normal, auch bei geschlossenen Augen verschiedene Dinge zu sehen und irgendwelche Geräusche zu hören, auch wenn man Stöpsel in den Ohren hat. Unser Gehirn ist ursprünglich so veranlagt, dass es Langeweile nicht ertragen kann und letztlich selbst für Stimulierung sorgt, wenn keine Reize von außen kommen. Sind überhaupt keine Stimuli da, kommt es zu optischen und akustischen Halluzinationen.

Diese lassen sich durch entsprechende Übung allmählich vertreiben. Wenn ich mich zum Schlafen hinlege, schließe ich gleich die Augen und höre ganz auf zu denken. Und dann gebe ich dem Gehirn innerlich den Befehl: »Schwarz!« Daraufhin erlischt das Geflacker unter den Augenlidern, und ich erreiche einen Zustand völliger Dunkelheit, in dem gar nichts mehr zu sehen ist. Zuletzt gebe ich dem Gehirn innerlich den Befehl: »Aus!« Auf diese Weise gelingt es mir, in lediglich ein bis zwei Minuten einzuschlafen, nachdem ich mich ins Bett gelegt habe. Die beiden Befehle »Schwarz!« und »Aus!« sind für mich wie eine magische Formel zum Einschlafen. Das habe ich selbst geübt, um gut einschlafen zu können.

Während des Schlafs trifft der Hippocampus im Großhirn eine Auswahl, indem er die Informationen des Tages in notwendige und überflüssige einteilt. Dabei werden notwendige und überflüssige Dinge kombiniert, indem sie immer und immer wieder neu arrangiert werden. Bruchstücke davon erscheinen dann in unseren Träumen, aber die Sortierfunktion für die Gedächtnisinhalte im Hippocampus lässt uns fast alle unangenehmen Dinge vergessen. Je mehr zu verwerfende Informationen es gibt, desto mehr Schlaf fordert der Hippocampus vom Gehirn.

Seit alters heißt es zwar: »Schlechte Menschen schlafen besser.« Doch wenn man gut schlafen kann, dürfte man auch keine Neurosen bekommen. Wenn man die ganze Nacht durchschläft, ist bis zum nächsten Morgen alles Unangenehme gelöscht, und man kann die Augen mit einem Gefühl der Erfrischung aufschlagen.

Ein großartiges Leben nach festem Muster

Mir selbst ist es total zuwider, mich um Dinge kümmern zu müssen, die nichts mit meiner Arbeit zu tun haben. Wenn ich zum Beispiel auswärts essen gehe, dann immer ins gleiche Restaurant. Ganz egal, wo ich hingehe, es ist mir lästig, mir überlegen zu müssen, was ich essen möchte. In meinem Stammlokal das, was mir schmeckt, zu essen gibt mir ein Gefühl der Erleichterung.

Wenn ich mit dem Shinkansen fahre, dann tue ich das gewöhnlich zur gleichen Zeit, im gleichen Wagen und auf dem gleichen Platz. Es wäre für mich stressig, wenn ich mir bei jeder Bahnfahrt wegen der Zeiten Gedanken machen müsste und durcheinandergeriete. Für das Fliegen gilt dasselbe. Da gibt es Leute, die sich unruhig nach einem Platz umschauen. Es würde mich ganz fertigmachen, mir wegen so etwas den Kopf zu zerbrechen. Weil ich auf Dienstreisen im Allgemeinen stets dem gleichen Plan folge, reduziert sich für mich der Stress, wenn ich beim Fliegen immer den gleichen Flug nehme und mich auf den immer gleichen, gewohnten Platz setze.

Auf diese Weise bemühe ich mich um ein möglichst geregeltes alltägliches Leben. So besteht mein Abendessen zu Hause aus Naturreis und Misosuppe mit vielen Einlagen (wie z.B. Wurzelgemüse), kurz gekochtem Gemüse und kurz sonnengetrocknetem Fisch oder ersatzweise *Nattô*. Für jemanden wie mich, der in ganz Japan unterwegs ist und oft auswärts essen muss, sind diese frugalen Mahlzeiten nach festem Muster die beste Form der Regeneration. Vor allem ist es aber bequem, sich nicht jedes einzelne Gericht aufs Neue überlegen zu müssen.

Meine Schlafenszeit habe ich auf die Stunden von zehn Uhr abends bis vier Uhr morgens festgelegt. Vor allem geht es mir darum, möglichst wenig an meinem Tagesrhythmus und meinen Gewohnheiten zu ändern. Denn tatsächlich liegt in einem solchen stereotyp erscheinenden Tagesablauf ein Rhythmus verborgen, der für die Balance des eigenen Körpers sorgt. Selbst in einem Alltagsleben, in dem Ähnliches sich wiederholt, macht man aus Unachtsamkeit Fehler, bei denen es sich aber nicht um Anzeichen von Verkalkung handelt.

Vielleicht sind alle Leser gleicher Meinung wie ich: Mit zunehmendem Alter wird die gesellschaftliche Verantwortung größer, und die Zahl der Dinge, die zu bedenken und zu behalten sind, nimmt ständig zu. Wenn man diesen Verpflichtungen im Kindesalter einen Wert von etwa 10 gibt, so wird daraus mit ungefähr zwanzig 100 und mit vierzig 1000. Wenn man also Unwichtiges nicht ständig streicht, wächst die Menge an Informationen ins Unermessliche, sodass man nicht mehr damit fertig wird.

Wird mir dann mitgeteilt, dass der Shinkansen zehn Minuten früher fährt als üblich oder dass ich nicht mit Japan Airlines, sondern mit All Nippon Airways fliege, kommt mein Lebensrhythmus durcheinander, und ich bin total verunsichert. Seit mir das bewusst wurde, bin ich davon überzeugt, dass ein großartiges festes Muster im alltäglichen Leben dazu beiträgt, Fehler zu vermeiden.

Dazu gehört jeden Tag nach festen Regeln zu bestimmten Zeiten bestimmte Dinge tun und sich der Gewohnheit folgend in Bewegung setzen, ohne zu überlegen. Wichtig ist dabei eine Sichtweise, die nicht auf Kleinigkeiten fixiert ist und aus der Intuition heraus urteilt.

Länger leben durch Kontakt mit Partnern oder Haustieren

Bei allen Tieren endet das Leben mit dem Alter, in dem ihre Zeugungsfähigkeit endet. Die Tatsache, dass allein bei uns Menschen die Frauen nach dem Ende ihrer Zeugungsfähigkeit noch Jahrzehnte weiterleben, hängt damit zusammen, dass sich die Kinder bei den Menschen nicht von der Mutter lösen.

Bei allen in diese Welt geborenen Lebewesen sind die Gene in den Zellen auf Überleben programmiert. Das trifft auch auf Kinder zu, die sich nicht von der Mutter lösen, auch wenn sie älter werden. Wenn Mütter jedoch ewig an ihre Kinder gebunden wären, wäre die Fortpflanzung behindert, und die Menschheit würde letzten Endes aussterben. Deshalb hat die Natur es so eingerichtet, dass Mütter ihre Kinder älteren Frauen jenseits des zeugungsfähigen Alters anvertrauen können, um in der Zwischenzeit wieder schwanger werden und Kinder gebären zu können. Es liegt auf der Hand, dass Frauen, deren Leben eigentlich mit dem Ende des zeugungsfähigen Alters zu Ende gehen sollte, anschließend noch viele Jahre weiterleben können, um für ihre Enkel zu sorgen.

Auf diese Weise verlängert sich das Leben der Frau, denn es ist nur indirekt mit der Zeugungsfähigkeit verknüpft. Dagegen bleibt die Zeugungsfähigkeit des Mannes bis zum Tod bestehen, allerdings mit der Bedingung, dass sein Leben an die Zeugungsfähigkeit gebunden ist. Folglich ist die Existenz einer Partnerin für Männer ein wesentlicher Faktor mit großem Einfluss auf die Lebensdauer.

In einer Studie kam der amerikanische Professor Bernard Cohen von der University of Pittsburgh zu dem Ergebnis, dass sich die Lebensdauer von allein lebenden Männern um durchschnittlich acht Jahre verkürzt. Dagegen verkürzt sich die Lebensdauer von allein lebenden Frauen lediglich um vier Jahre, das heißt um die halbe Zeit wie für Männer. Woher kommt dieser Unterschied?

Wenn Männer ohne direkte Verbindung mit der Zeugungs-fähigkeit leben, verlängert sich ihre Lebensdauer nicht. Bei Frauen dagegen verkürzt sich die Lebenszeit bloß in geringem Maße, auch wenn sie nur indirekt mit der Zeugungsfähigkeit befasst sind. Auch wenn sie keinen Sex oder auch keinen Part-ner mehr haben, verlängert sich ihr Leben, denn sie müssen sich um Enkel, Nichten oder Neffen kümmern. Auch ein Haus-tier hat dieselbe Wirkung. Kurz gesagt, Frauen können ihre Le-bensdauer verlängern, wenn sie etwas haben, für das sie ständig sorgen und dem sie sich liebevoll widmen können, sei es nun ein Enkel oder ein Haustier. Dagegen müssen Männer sich be-wusst machen, dass sie selbst Objekt der Zeugungsfähigkeit sind. Auch wenn man zum Beispiel keinen Sex hat, verlängert sich das Leben durch die Gewissheit, dass man selbst als Mann geliebt wird, und sei es auch nur in einer Männerfreundschaft.

Durch ein Leben mit einer Mahlzeit am Tag wird eine liebe-volle Partnerschaft, in Verbindung mit der Aktivierung des le-bensverlängernden Gens Sirtuin, zu einem wesentlichen Fak-tor, der die Wirkung der Gene der Lebensverlängerung noch mehr steigert.

Von den Lebewesen in der Natur lernen

Auf der Erde existieren verschiedene Lebewesen, und wir Menschen sollten uns manchmal vergegenwärtigen, dass auch wir lediglich ein Teil davon sind. Wir Menschen sollten von den Tieren in der Natur unbedingt lernen, dass alle Tiere nur dann essen, wenn sie wirklich Hunger haben. Auch wenn ein Hase vor seinen Augen herumhüpft, jagt und frisst ihn ein satter Löwe nicht. Kein Tier zerstört Leben auf sinnlose Weise. Und alle Tiere trinken Wasser auch nur dann, wenn sie durstig sind. Würde ein Tier aus Übermut viele andere Tiere töten, obwohl es satt ist und nichts fressen will, so hätte das Einfluss auf seinen Lebensraum. Vom Moment seiner Geburt in diese Welt an richtet sich ein Tier auf das Zusammenleben mit anderen Tieren und Pflanzen ein.

Um ein ähnliches Beispiel aus der Mikrobiologie anzuführen, so sind Viren nicht darauf aus, uns Menschen zu töten. Viren allein können sich nämlich nicht vermehren oder Nahrung beschaffen. Deshalb nisten sie sich in Tierzellen ein und vermehren sich, indem sie sich die Kraft der Gene ihrer Wirtszellen leihen. Würden sie ihr Wirtstier töten, dann müssten sie schließlich selbst sterben. Aus diesem Grund sind Viren an sich auf Koexistenz aus und tragen kein Gift in sich.

Unser Immunsystem betrachtet Viren jedoch als Feinde und attackiert sie. Dabei scheiden die Lymphozyten Gift in Form von Zytokinen aus. Weil Zytokine keinen Unterschied zwischen Freund und Feind machen, greifen sie nicht nur die Viren, sondern auch den eigenen Organismus an. Das kann sogar zu einem sogenannten Zytokin-Sturm (oder auch Hyperzytokinämie) mit möglichen fatalen Folgen für den gesamten Organismus führen. Während ein Erwachsener bei Grippe lediglich Fieber bekommt, kann sie bei Kindern, die in quasi keimfreiem Milieu aufgewachsen sind, zum Tod führen, weil ihr Immunsystem überreagiert und einen Zytokin-Sturm auslöst.

Auch wenn man vom Hepatitisvirus infiziert ist, wird dieses lediglich zum Überträger auf andere Menschen und verursacht keine Hepatitis, wenn man es nicht angreift, sondern mit ihm zusammenlebt. Wenn jedoch das Immunsystem überreagiert und Zytokine das Hepatitisvirus angreifen, kommt es zu einer Leberzirrhose. So wichtig ist also Koexistenz.

Früher hieß es, dass die Stiche von Stechmücken deshalb so jucken, weil der Speichel der Stechmücken eine Substanz enthält, die Juckreiz verursache. Wenn der Stich aber sofort Juckreiz auslösen würde, wäre die Stechmücke in Gefahr, von dem Gestochenen gleich totgeschlagen zu werden. Deshalb kann man davon ausgehen, dass Stechmücken davonfliegen wollen, bevor der Stich bemerkt wird. In Wirklichkeit ist es der Mensch, der die Juckreiz verursachende Substanz absondert. Sein Immunsystem registriert den Speichel von Stechmücken als äußeren Feind und löst eine allergische Reaktion aus – auch das eine Immunüberreaktion. Mit anderen Worten, obwohl die Stechmücke mit dem Menschen zusammenleben will, verfügt der Mensch über ein System, das dies nicht zulässt.

Der Mensch will nicht nur Stechmücken, sondern in der ganzen Welt auch Fliegen, Flöhe und Kakerlaken bis aufs letzte Exemplar ausrotten, und das gilt auch für Mäuse und Ratten. Dass Wolf oder Tiger fast überall ausgestorben sind, hängt damit zusammen, dass wir Menschen die Lebewesen der natürlichen Welt willkürlich in gute und schlechte einteilen, sie als Schädlinge und Ungeziefer bezeichnen und immer wieder ausgerottet haben. Im Naturkundeunterricht haben wir zwar gelernt, dass die Reis fressenden Heuschrecken Schädlinge sind, während Spinnen oder Gottesanbeterinnen, welche die Heuschrecken jagen, als Nützlinge gelten. Doch das ist nichts anderes als eine völlig anthropozentrische Denkweise.

Bescheiden und dankbar sein

In dieser Welt existiert kein einziges Lebewesen, das uns Menschen vernichten will. Das trifft auch auf Pflanzen zu. Es gibt zwar Pflanzen, die als giftige Pilze oder Giftpflanzen bezeichnet werden, aber die Pflanzen, die wir heutzutage als Gemüse verzehren, enthielten ursprünglich fast allesamt giftige Substanzen. Substanzen wie Oxalsäure im Blattgemüse oder Lezithin in Samenkernen sind beides Giftstoffe, mit denen sich die Pflanzen selbst schützen, die wir Menschen aber willkürlich als Gift betrachten.

Über Alkaloide in Tee, Kaffee oder Tabak haben wir bereits gesprochen, aber auch das in Chilischoten enthaltene Capsaicin, das α-Sanshool in Japanischem Pfeffer (jap. *Sansho*, Zanthoxylum piperitum) oder das Shogaol in Ingwer (jap. *Shoga*) waren ursprünglich Giftstoffe zur Abwehr von Feinden. Um nicht von Tieren gefressen zu werden, enthalten Pflanzensamen giftige Substanzen, die der Mensch als Gewürz zu nutzen lernte.

Dass Rinder oder Schafe dem Menschen von Gott als Nahrungsmittel gegeben wurden, ist eine arrogante anthropozentrische Ansicht. Wie alle Lebewesen in der Welt wollen sowohl Tiere als auch Pflanzen lange leben. Und als Glieder in der Nahrungskette unterstützen sie sich gegenseitig. Deshalb nehmen sich alle Lebewesen nur das, was sie selbst zum Leben brauchen, und töten andere Wesen nicht leichtfertig. Allein der Mensch folgt den Launen seines Egos und raubt mehr Leben als nötig. Er rodet die Wälder, um Ackerbau zu betreiben. Er trägt die Berge ab, um Häuser zu bauen. Er gewinnt Land aus dem Meer.

Früher war das Meer um Japan herum überreich an Fischen. Es gab mehr Heringe, als man fangen konnte. Wenn die Japaner nur so viel gefangen hätten, wie sie brauchten, könnte man auch heute noch große Heringsschwärme sehen. Doch die Leute in der damaligen Zeit haben den ganzen Hering weggefischt, um sich ein Luxusleben zu leisten. Das ging so weit, dass überschüssiger Fisch als Dünger auf die Felder ausgebracht wurde. Auf diese Weise fing man mehr Fisch, als man selbst verzehren konnte, und das führte dazu, dass das Meer um Japan schließlich leer gefischt war und man Fisch aus Übersee importieren musste.

Wir Menschen sollten nicht vergessen, dass uns Tiere und Pflanzen geschenkt wurden, damit wir leben und mit ihnen koexistieren können. Als Erstes sollte jeder von uns nicht mehr Fleisch und Gemüse essen, als er braucht, und insgesamt nicht zu viel essen. Wenn wir Nahrung zu uns nehmen, ist es ganz wichtig, dabei ein Gefühl der Dankbarkeit zu empfinden.

Globale Folgen der Übersättigung

Es gibt zahllose Gesundheitsmethoden, die einen Boom erlebt haben. Doch dabei handelt es sich fast ausschließlich um Methoden, bei denen das Augenmerk sich auf irgendeine einzelne Sache richtet, wie zum Beispiel, dass blaue Fische oder Nüsse gesund sind. Bevor Sie den Nutzen solcher Dinge für die Gesundheit anpreisen, sollten Sie sich überlegen, warum es in der Natur solche für den Menschen positive Dinge gibt.

Sowohl grüner Tee als auch Gemüse oder Hülsenfrüchte enthalten Giftstoffe, mit denen sie sich vor Feinden schützen und überleben können. Doch der Mensch hat gelernt, solche Gifte durch geeignete Arten der Zubereitung zu beseitigen. Sie sollten sich bewusst machen, wie seltsam es wäre, in großen Mengen Dinge, die ohne die richtige Zubereitung für uns zu Gift würden, zu verzehren.

Auch der Mensch ist ein Mitglied in der Gemeinschaft aller Lebewesen auf der Erde. Wenn er in dem Gefühl lebt, mit allen Tieren und Pflanzen zusammenzuleben, und seine Nahrung mit Dankbarkeit empfängt, wird er von selbst Gesundheit erlangen. Wird es für die Menschheit nicht schwierig werden, auf diesem Planeten zu überleben, wenn sie ihre arrogante Haltung nicht ändert?

Die Weltbevölkerung, die zu Beginn der westlichen Zeitrechnung vermutlich gut 100 Millionen zählte, stieg in den folgenden 1600 Jahren auf rund 500 Millionen und hat sich seither in wenigen Jahrhunderten auf 7 Milliarden vermehrt.

Früher war der Lebensraum des Menschen äußerst begrenzt, aber nachdem der Mensch Vögeln und Tieren ihren Lebensraum raubte, kam es zur Zunahme verschiedener Infektionskrankheiten. Gleichzeitig nahm die Wüstenbildung auf der Erde zu, und viele Tiere und Pflanzen sind ausgestorben. Wenn die Menschheit in diesem Maße weiterwächst und alle Wesen auf der Erde vollständig verdrängt, dürfte es unweigerlich zum Untergang der Menschheit kommen.

Würden die Menschen in den sogenannten entwickelten Ländern die Übersättigung in den Griff bekommen, müsste die Zahl der Haustiere wie Rinder oder Schweine, Geflügel oder Schafe nicht mehr so groß sein wie heute. Wenn die Geflügelzüchter dagegen allein an die Erhöhung ihres Umsatzes denken, könnten sie sicher noch viele Millionen Hühner mehr züchten. Doch wenn man so viel Geflügel züchtete, nähmen Infektionskrankheiten zu, und man bräuchte deshalb eine Menge Antibiotika. Das hätte weiter zur Folge, dass die Zahl resistenter Keime weiter zunähme, und wenn Hühner auf so engem Raum gezüchtet würden, könnte sich ein an sich unbedeutender Virus auf alle Hühner ausbreiten. Auch durch Rinderhaltung in den Savannen nimmt die Desertifikation zu. Wenn Vieh dort weiterhin als Besitz und nicht zum Zweck der Ernährung gehalten wird, gehen kostbares Grün und Wasser verloren. In Wirklichkeit besteht keine Notwendigkeit, so viel Vieh zu halten, und die Menschen auf der Erde könnten mit einem wesentlich geringeren Viehbestand als heute auskommen.

Was bedeutet Leben mit einer Mahlzeit am Tag für Japaner?

Auch wenn die Menschheit als Ganzes sich darüber keine Gedanken macht, so wünsche ich mir, dass möglichst viele Japaner die in diesem Buch propagierte Lebensweise mit einer Mahlzeit am Tag in ihren Alltag integrieren. Wenn die Leute wenigstens damit aufhörten zu essen, ohne Hunger zu haben, und sich über die gesundheitlichen Wirkungen einer geringen Nahrungsaufnahme im Klaren wären, dann dürften sich die Lebens- und Umweltbedingungen auf unserer Erde doch ziemlich deutlich verbessern.

Wenn Sie hören, dass kein Thunfisch mehr gefangen werden kann, sollten Sie nicht so dummes Zeug denken wie: »Ich muss sofort eine Menge tiefgefrorenen Thunfisch kaufen!«, oder: »Ich will mich ordentlich vollfressen!« Auch wenn Sie keinen Thunfisch essen können, genügt es, eine Sardine zu essen, um genügend Nährstoffe aufzunehmen. Es reicht völlig, zwei Mal im Jahr Thunfisch zu essen, und auch zwei Stück Sushi mit Thunfisch sind genug. Unser Körper ist damit ganz zufrieden.

Im Grunde hat der Mensch im Verlauf seiner Evolution in 170 000 Jahren einen Körper entwickelt, der mit ganz wenig Energie überleben kann. Trotzdem hat sich in den letzten paar Jahrzehnten in den sogenannten entwickelten Ländern wie den USA oder Japan die Unsitte der Übersättigung in Windeseile ausgebreitet. Doch der menschliche Organismus ist nicht für Übersättigung geschaffen. Im Lauf der Evolution hat sich unser Körper den Umweltverhältnissen stets optimal angepasst. Dazu brauchte es jedoch eine lange Zeit von 170 000 Jahren. Die während dieser langen Entwicklung erworbenen menschlichen Gene können sich der plötzlichen Veränderung der Lebensbedingungen nicht anpassen. In einem in der Menschheitsgeschichte noch nie da gewesenen Zeitalter der Übersättigung gerät der menschliche Organismus angesichts der Frage, wie er sich anpassen könnte, in einen Zustand größter Verwirrung. Eine als Notmaßnahme entstandene Form der Anpassung ist zum Beispiel Diabetes.

Zu Diabetes habe ich an früherer Stelle schon einiges gesagt, wenn es aber mit der Übersättigung so weitergeht, dürften sich in Zukunft fast alle Sinnesorgane für die Nahrungsbeschaffung und die Bewegungsorgane zurückbilden. Man kann sich ausmalen, dass sich der Mensch dann zuletzt in eine Art von haarloser Raupe mit riesigem Kopf und jeweils nur einer Mund- und Afteröffnung verwandeln dürfte. Bis eine solche Verwandlung zustande kommt, wird es wohl noch einige Zehntausend Jahre brauchen, doch die Zeit bis dahin dürfte unser Planet kaum überdauern.

In diesem Buch möchte ich Ihnen vor allem vermitteln, dass sich bei Hunger der Schalter für die Gene der Lebenskraft, welche die Menschheit sich erworben hat, auf »Ein« stellt und wir auf diese Weise genug Energie zum Überleben erhalten.

Statt »Hunger« könnten wir auch das Wort »Krise« benutzen. Sowohl Hunger als auch Krisen sind für uns eine Chance, die in uns bereitstehende Lebenskraft zu aktivieren. Hunger und Kälte sowie Infektionskrankheiten waren und sind drei große Bedrohungen für den Fortbestand der Menschheit, aber ich möchte Sie an dieser Stelle noch einmal daran erinnern, dass die Lebenskraft gerade in solchen Krisen deutlich zunimmt.

Soll Ihr Leben so enden?

In diesem Buch habe ich die ultimative Gesundheitsmethode zur Verjüngung vorgestellt, auf der Grundlage von einer Mahlzeit am Tag und der Empfehlung, früh zu Bett zu gehen und früh aufzustehen. Unter normalen Angestellten, die Überstunden machen müssen und spät nach Hause kommen, gibt es sicher einige, die im Zweifel darüber sind, in welchem Maße sie tatsächlich ein solches Leben führen können.

Trotzdem wissen wir alle im Grunde ziemlich genau, was gut für unsere Gesundheit ist und was schlecht, so wie jeder auch ohne große Belehrungen weiß, dass Zigaretten für Kettenraucher und alkoholische Getränke für Trinker schädlich sind. Das Problem ist aber, dass solche Leute das zwar wissen, es aber trotzdem nicht lassen können. Unter diesen Umständen ist es mein Wunsch, dass möglichst viele Menschen die Gelegenheit ergreifen, ihr Leben schrittweise zu ändern, und sich vornehmen: »Nun, ich will versuchen, meinen Bauch nur zu 60 Prozent zu füllen«, oder: »Ich will versuchen, Obst mit der Schale zu essen«, oder: »Ich will damit aufzuhören, bis spät in die Nacht herumzutrödeln, und rechtzeitig ins Bett gehen«. Mir selbst geht es um einen »Hundert-Jahre-Lebensplan«, zu dem gehört, dass ich auch mit hundert noch schlank bin und jugendlich aussehe.

Um einen ganz anderen Lebensstil handelt es sich aber, wenn manche Leute denken, dass sie nicht so lange, sondern lieber »kurz und kräftig« leben wollen. Ist es denn nicht in Ordnung, das Leben in vollen Zügen zu genießen? Doch wenn diejenigen, die gewöhnlich solche Ansichten vertreten, plötzlich krank werden, laufen sie schnell zum Arzt. Alle Leser möchte ich an dieser Stelle nachdrücklich darauf hinweisen, dass Raubbau an der Gesundheit im Alter jeden Tag zu Leid und Schmerzen führen wird.

Ein durch Übersättigung erhöhtes Körpergewicht wird das Knochengerüst belasten und Schmerzen in Hüfte und Knie verursachen. Diese Schmerzen können so stark werden, dass man sich nicht mehr bewegen kann. Wenn man als starker Raucher ein Lungenemphysem bekommt, kann man weder richtig einatmen noch ausatmen. Nicht mehr atmen zu kön-

nen ist so quälend, als wäre man in eine enge Kiste einge-
schlossen. In Speiseröhre und Luftröhre, die durch eine unge-
sunde Lebensweise beschädigt sind, kann es zu Krebs kommen,
und wenn sich schon Krebszellen gebildet haben, wollen sie
auch überleben. Das führt zur »Infiltration«, dem Eindringen
der Krebszellen in die benachbarten Organe, und weiter zur
Metastasierung entfernterer Organe. Die dabei auftretenden
Schmerzen, die sich anfühlen, als würde sich ein fremdes Lebewesen durch den Körper winden, sind wirklich qualvoll.

Wenn man nach einem Herzinfarkt oder einem Gehirn-
schlag tot umfällt, ist das in gewissem Sinne noch ein glücklicher Tod. Doch auch in solchen Fällen wird heute mit allen
Mitteln der modernen Medizin versucht, das Leben unter allen Umständen zu retten. Das kann zu dem Ergebnis führen,
dass der Unterleib gelähmt bleibt, die Sprechfähigkeit verloren geht oder die Betroffenen bettlägerig werden. Sie sind
dann oft nicht mehr in der Lage, sich so zu bewegen, wie sie
wollen, oder anderen Menschen ihre Gefühle mitzuteilen.

Solange Sie gesund sind, können Sie sich kaum vorstellen,
wie es sich lebt, wenn Sie krank geworden sind. Sie denken,
dass Sie in Zukunft weder Krebs noch einen Schlaganfall bekommen werden, und fahren in der Gegenwart fort, Ihrer Gesundheit zu schaden. Doch der größte Teil der Krankheitsursa-
chen hängt mit den Lebensgewohnheiten zusammen. Deshalb
sollten Sie diese jetzt ändern, während Sie noch gesund sind.
Wer den Empfehlungen in diesem Buch folgt und seine Lebensgewohnheiten ändert, wird sicher gesünder und altert

auch nicht so schnell. Allerdings ist es nicht mein letztes Ziel, bei guter Gesundheit alt zu werden. Gesundheit sollte sich für mich vor allem in einem jugendlichen und schönen Aussehen zeigen. Mein höchstes Ziel ist es, auch mit hundert eine glatte Haut und eine schlanke Figur zu haben.

Bis zuletzt gesund und aktiv bleiben

Hier stellt sich schließlich die Frage, wie man die letzten Jahre seines »Hundert-Jahre-Lebensplans« zubringen soll. Meiner Ansicht nach haben wir die Wahl, entweder im Krankenhaus im Bett zu liegen und den Menschen unserer Umgebung zur Last zu fallen oder bis zuallerletzt fit und gesund zu bleiben und dem Lebensende mit jugendlich schönem Aussehen entgegenzugehen. In dieser Hinsicht habe ich selbst einen ganz großen Wunsch. Seit ich Arzt geworden bin, habe ich bis heute über 30 Jahre lang wie besessen gearbeitet. Deshalb wünsche ich mir, bis zu einem gewissen Grad etwas vom Leben zurückzuholen. Dabei geht es mir aber nicht darum, mich dann irgendwie zu amüsieren.

Wenn man ein gewisses Alter erreicht hat und so krank wird, dass man ins Krankenhaus muss, werden sich die meisten Menschen zum ersten Mal bewusst, dass ihre Lebenszeit begrenzt ist. In dieser Situation sind Krebs, eine Herzkrankheit oder ein Schlaganfall in meinen Augen noch vergleichsweise »gute Krankheiten«. Denn bei Herzkrankheiten oder

Schlaganfällen bleibt den Betroffenen in vielen Fällen keine Zeit mehr zum Nachdenken, weil sie plötzlich sterben müssen. Bei Krebs erhält der Kranke noch Zeit, um die Art der Behandlung selbst zu wählen und selbst zu bestimmen, wie er die restliche Zeit seines Lebens verbringen will. Natürlich hängt das auch davon ab, wie viel Zeit ihm bis zum Tod noch gegeben wird.

Wie wäre es, wenn Sie versuchten, sich einmal ganz konkret vorzustellen, was Sie selbst tun würden, wenn man Ihnen erklärte, dass Sie nur noch eine Woche zu leben hätten, oder wenn man Ihnen mitteilen würde, dass Sie noch drei Jahre hätten? Für mich selbst denke ich, dass ich letztlich wohl mein bisheriges Leben weiterführen möchte. Was den Zweck meines eigenen Lebens angeht, so besteht er darin, auf der Basis guter Beziehungen zu den Menschen in meiner Umgebung zu arbeiten. Wenn ich mir überlege, was der wahre Zweck meines Lebens war, so ist es mein höchstes Ideal, bis zuletzt gesund zu bleiben und arbeiten zu können.

Wenn man nicht mehr in der Lage ist zu arbeiten, muss das irgendeinen Grund haben. Es könnte zum Beispiel damit zusammenhängen, dass man nicht mehr gehen kann, dass man nicht mehr richtig schlafen kann oder dass man nicht mehr essen kann und so der Lebensrhythmus zerstört wird. Was sollte man also tun, damit es nicht so weit kommt? Die Antwort ist nicht so schwer, denn wie Sie wissen, genügt es, ein Leben mit einer Mahlzeit am Tag zu führen und gut zu schlafen.

EPILOG

Jugendlichkeit und Schönheit als Ausdruck innerer Gesundheit

Ich bin Chirurg. Mein Spezialgebiet sind Brustoperationen, mit anderen Worten, die operative Entfernung von Brustkrebs bei Frauen und zugleich auch die Wiederherstellung und Heilung der weiblichen Brust nach solchen Eingriffen.

Bis vor etwa zehn Jahren war es dabei üblich, einfach die krebskranke Brust zu entfernen und danach nichts weiter zu tun, weil Frauen ja auch ohne Brust leben können. Das ist sicher richtig. Doch um wirklich gut zu leben, ist äußere Schönheit unerlässlich. Als ich mich mit 33 Jahren für dieses Spezialgebiet entschied, habe ich aus diesem Grund beschlossen, mich nicht allein der Gesundheit, sondern auch der Schönheit zu widmen.

Vor einiger Zeit wurde ich einmal von einem Kollegen und Freund, der eine Klinik in Okayama betreibt, eingeladen, um bei ihm eine Brustoperation durchzuführen. Die Operation war erfolgreich, und anschließend wurde ich zum Essen in das Restaurant mit dem besten Ruf vor Ort eingeladen. Als aber der Koch sich zeigte, um uns zu begrüßen, bereute ich es, dort gespeist zu haben. Dieser Koch war nämlich ungewöhnlich dick. Ich befürchtete, durch das von ihm zubereitete Essen genauso eine Figur zu bekommen wie dieser Koch.

Ein anderes Mal wollte ich mich in einem Fitnessclub anmelden und ging dorthin, um mir alles anzuschauen. Die Aufnahmegebühr war hoch und die Einrichtung ziemlich luxuriös. Als ich mir aber die Mitglieder anschaute, verlor ich die Lust, dort Mitglied zu werden. Warum wohl? Weil die regulären Mitglieder alle alt aussahen und einen dicken Bauch hatten. Wieder befürchtete ich, genauso eine Figur zu bekommen wie die Mitglieder dieses Clubs, wenn ich dort beitreten würde.

Ich stamme aus einer Arztfamilie und bin in der 4. Generation Arzt. Mein Großvater erlitt mit 52, mein Vater mit 62 Jahren einen Herzinfarkt. In meinen Vierzigern litt ich deutlich unter metabolischem Syndrom. Weil mich die Frage beängstigte, wann auch ich einen Herzinfarkt bekommen würde, ging ich in eine Buchhandlung, um mir Gesundheitsbücher zu kaufen. Aber dort verlor ich die Lust, mir auch nur ein Buch zu kaufen. Warum wohl?

Weil die Autoren der Gesundheitsbücher alle sooo alt aussahen. Also befürchtete ich, ebenfalls ein solches Aussehen zu bekommen, wenn ich die in diesen Büchern vorgestellten Gesundheitsmethoden praktizieren würde.

Wenn ein Arzt, den ich aufsuchte, um etwas gegen Haarausfall zu tun, selbst eine Glatze hätte, würde ich kein Vertrauen zu ihm fassen. Ebenso wenig käme ich auf die Idee, mich in einer Klinik einer Behandlung gegen Fettleibigkeit zu unterziehen, wenn der zuständige Arzt selbst dick wäre.

An dieser Stelle möchte ich Sie alle fragen, wann Sie sich selbst für »gesund« halten. Viele Leute denken, gesund zu sein, bedeute »nicht krank zu sein« oder »Die Untersuchungsergebnisse sind alle im Normbereich«. Aber vielleicht könnte das auch nur bedeuten, dass eine »latente Krankheit« vorliegt und die im Inneren vorhandene Krankheit sich noch nicht an der Oberfläche manifestiert hat.

Wenn sich im Bauch eine Menge Fett angesammelt hat, dann dürfte auch in den Blutgefäßen Fett kleben, und wenn sich auf der Haut Flecken und Falten zeigen, dann dürften sowohl das Gehirn als auch die inneren Organe »rostig« sein. Mit anderen Worten, »das Aussehen ist Ausdruck des Gesundheitszustands«.

Bei der von mir propagierten Gesundheitsmethode geht es primär nicht darum, bei guter Gesundheit alt zu werden. Mein Wunsch ist es, dass sich die innere Gesundheit im Aussehen zeigt und Sie jugendlich und schön werden. Letztes Ziel dabei ist es, eine strahlende Haut und eine schlanke Taille zu haben.

Die drei Grundlagen zur Erreichung dieses Ziel sind »ein leerer Magen«, »voller Nährwert« und »Schlaf«.

Die drei effektiven Methoden sind:

- eine Mahlzeit am Tag (oder: eine Suppe, ein Gericht);
- Gemüse mit Blatt, Schale und Wurzel; Fisch mit Haut, Gräten und Kopf; Getreide mit ganzem Korn essen;

- guter Schlaf und dabei die »goldene Zeit« von abends 22 Uhr bis nachts 2 Uhr nutzen.

Wenn Sie sich an diese Regeln halten, werden Sie einen gesunden, jugendlichen und schönen Körper erlangen. Darauf dürfen Sie sich freuen!

An einem Glückstag im Dezember 2011
Yoshinori Nagumo

Über den Autor

Yoshinori Nagumo wurde 1955 in eine Arztfamilie geboren. Sein Vater Yoshikazu Nagumo war Pionier der Schönheitschirurgie in Japan, und schon sein Großvater und sein Urgroßvater waren Mediziner. Nach dem Studium an der Jikei University School of Medicine in Tokio setzte er seine Ausbildung an der Abteilung für plastische Chirurgie an der Tokyo Women's Medical University fort, wo er sich vor allem mit Krebstherapien befasste. Anschließend arbeitete er als Chefarzt der ersten medizinischen Ambulanz für Brustchirurgie an der Jikei University School of Medicine, bevor er seine eigene Praxis eröffnete. Inzwischen leitet er in Tokio, Nagoya, Osaka, Fukuoka, Tokushima und Sapporo sechs Nagumo-Kliniken, die auf Brustkrebsbehandlung spezialisiert sind.

Im Jahr 2012 wurde er zum Ehrenpräsidenten der International Anti-Aging Medical Society ernannt. Er ist Teilzeitprofessor an der Jikei University School of Medicine und der Kinki University sowie Gastdozent an der Dong-A University in Südkorea und der Dalian Medical University in China.

Häufig ist er Gastredner auf Veranstaltungen der Japanese Breast Cancer Society, der Japan Society of Plastic and Reconstructive Surgery und der Japan Society of Aesthetic Plastic Surgery. Er tritt auch als Kommentator in beliebten Fernsehsendungen auf. Dr. Nagumo ist Autor von über 20 Büchern zu verschiedenen Gesundheitsthemen. Zu seinen wichtigsten Veröffentlichungen, die bisher in Japan erschienen sind, gehören: *How to Look 30 When You are 50* (Kôdansha Verlag), *Drinking Burdock Tea Will Make You 20 Years Younger* (Softbank Creative) und *A Rustproof Lifestyle* (PHP Interface). Das vorliegende Buch ist ein äußerst erfolgreicher Bestseller, der in den ersten drei Monaten nach seinem Erscheinen eine Rekordzahl von 550 000 verkauften Exemplaren erreicht hat.

Homepage von Dr. Nagumo: www.nagumo.or.jp
(in japanischer Sprache)

Aktive Enzyme – vitaler Körper

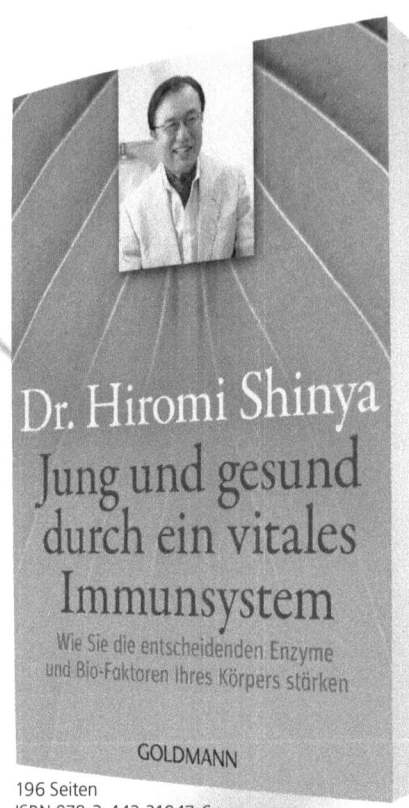

Eine intakte Darmflora stärkt das Immunsystem und hält jung und fit. Der bekannte Gastroenterologe Dr. Shinya verrät, wie wir unseren Stoffwechsel in Schwung bringen und langfristig rundum gesund bleiben können.

196 Seiten
ISBN 978-3-442-21947-6

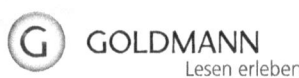

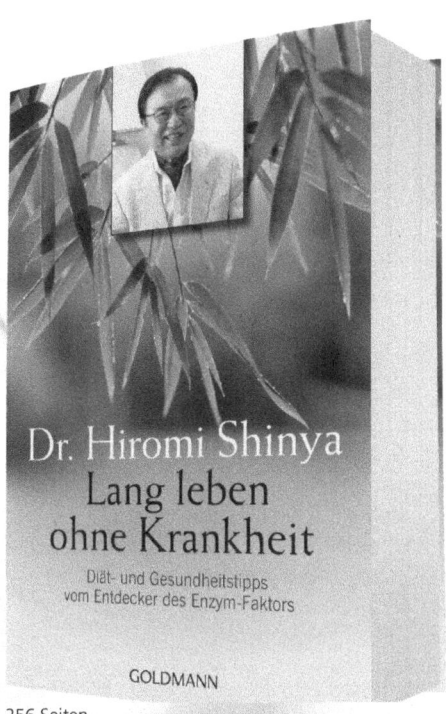
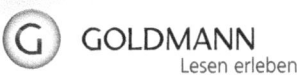

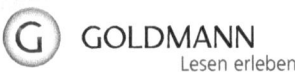